Obesidad y Sobrepeso

Múltiples recetas, suplementos, ejercicios, plantas medicinales y consejos recomendados por el Endocrinólogo

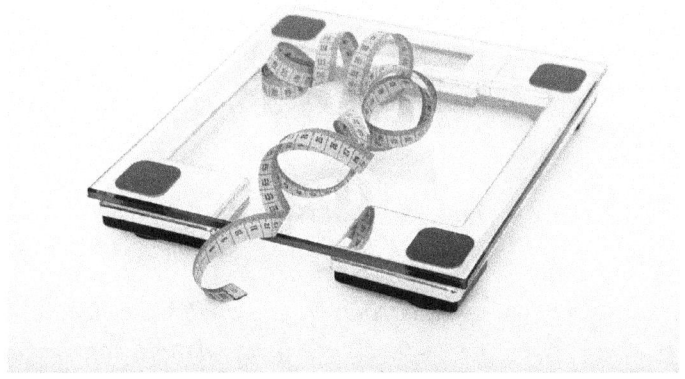

Mario Vega Carbó

Medicina Saludable 2022

A mis familiares originarios de Beniplixcar, España y de Manzanillo, Cuba.

A tío Manuel Carbó Calzada, ingeniero agrónomo y experto en plantas medicinales.

Y en especial a mi papá, Nicolás Vega Carrillo que siempre tiene un buen remedio natural para cada mal.

TABLA DE CONTENIDO

INTRODUCCIÓN 6
SECCIÓN 1. INFORMACIÓN PARA PRINCIPIANTES 8
CAPÍTULO 1. OBESIDAD 9
Sobrepeso y obesidad son términos diferentes 10
¿Quién debería perder peso para mantenerse saludable? 11
Síntomas de la obesidad 11
¿Cuáles son las causas de la obesidad? 12
Complicaciones asociadas a la obesidad 13
Bases del tratamiento convencional 15
CAPITULO 2. RECETA DE COCINA SALUDABLES 17
Comprende que calorías es igual a energía 18
Reduce los carbohidratos en tu dieta 19
Aprende a comer con raciones en lugar de porciones 20
Cuidado con la cena, a esta hora no necesitas tanta energía 21
Ayuno intermitente ¿Es una buena estrategia para bajar de peso?
....22
Dietas para bajar de peso ¿Cuál utilizar? 24
Consejos generales para llevar una alimentación balanceada 38
CAPITULO 3. REMEDIOS CON PLANTAS MEDICINALES
....40
CAPÍTULO 4. SUPLEMENTOS ALIMENTICIOS 58
¿Qué son los suplementos dietéticos? 59
¿Es totalmente seguro tomar suplementos? 60

¿Es recomendable utilizar pastillas para adelgazar? 62
Suplementos de proteína ¿Pueden ayudarte a adelgazar? 74
CAPÍTULO 5. MEJORES RUTINAS DE EJERCICIOS 76
¿Se puede adelgazar tan solo haciendo ejercicio?......................77
¿Se puede adelgazar haciendo solo ejercicio?............................79
¿Cuáles son los ejercicios ideales para perder peso? 81
CAPÍTULO 6. EDUCACIÓN PARA PERDER PESO..............93
¿Cuánto peso se puede bajar en una semana? 94
Efecto rebote o 'yo-yó' asociado a la pérdida rápida de peso......95
Aspectos que influyen en la ganancia de peso 98
¿Cómo identificar el hambre emocional y qué hacer? 102
SECCIÓN 2. NIVEL AVANZADO 105
CAPÍTULO 7. OBESIDAD Y SOBREPESO 106
Índice de masa corporal (IMC) 106
Factores de riesgo..108
Causas más frecuentes..109
Síntomas comunes..112
Consecuencias o complicaciones 112
Bases del tratamiento médico convencional 113
CAPÍTULO 8. RECETAS DE COCINA SALUDABLES.......116
CAPÍTULO 9. REMEDIOS CON PLANTAS MEDICINALES
....141
CAPÍTULO 10. SUPLEMENTOS 163
CAPÍTULO 11. EJERCICIOS PARA ADELGAZAR............189
¿Qué tipo de ejercicio es mejor para bajar de peso? 190
¿Cuánto peso puedes perder? 190
Mejores ejercicios cardiovasculares para adelgazar..................194
Otros ejercicios cardiovasculares 205
Ejemplo de un programa de ejercicios para bajar de peso 211

CAPÍTULO 12. EDUCACIÓN PARA PERDER PESO 214

Consejos y recomendaciones generales para prevenir la diabetes y para retrasar o prevenir sus complicaciones 215

Consejos específicos para niños 218

SECCIÓN 3. LA OPINIÓN DEL EXPERTO 223

Parte 1. Alimentación y suplementos para empezar a perder peso y grasa en solo 7 días 224

Parte 2. Jugos naturales que ayudan a perder peso 237

Parte 3. Remedios naturales que ayudan a bajar de peso de forma rápida 242

EPÍLOGO 248

REFERENCIAS BIBLIOGRAFICAS 250

Sobre el autor 261

Otros Libros de Endocrinología 264

Presencia online 265

INTRODUCCIÓN

Perder peso es una de las metas más comunes en nuestra sociedad actual, de hecho, muchos de nuestros conocidos o nosotros mismos nos proponemos al principio de cada año llevar una dieta más saludable, inscribirnos en un gimnasio y comenzar con un plan de ejercicio.

Más allá de que un cuerpo delgado y esbelto resulta más atractivo que uno con kilos de más, mantenerte en forma es una buena manera de prevenir enfermedades, tales como las dolencias cardiacas y diabetes tipo II, que son la causa de millones de muertes al año en la población adulta. Según los datos de la Organización Mundial para la Salud (OMS), la diabetes produjo para el año 2016 cerca de 1,6 millones; así también, para el 2012 aproximadamente 17,5 millones de personas fallecieron por enfermedades cardiovasculares vinculadas directamente con la obesidad.

A pesar de esto, cabe destacar que tener algunos kilos de más no significa que tengas más probabilidades de enfermarte y fallecer. Tales dolencias aparecen cuando la acumulación de grasa es excesiva y se mantiene por muchos años, especialmente cuando asociada a hábitos perjudiciales como fumar, beber alcohol en exceso o ser sedentario.

Perder peso no es una tarea tan sencilla como nos gustaría, requiere de mucha disciplina y fuerza de voluntad para dejar atrás hábitos que están afectando nuestra salud pero que nos han mantenido cómodos y contentos por mucho tiempo.

En este ebook, **Obesidad y Sobrepeso**, de la serie **Medicina Saludable 2022**, abordaremos las claves que te ayudarán a comenzar a perder peso en una semana, sin embargo, esto no quiere decir que en siete días alcanzarás tu talla ideal y figura anhelada, sino que por medio de la dieta, ejercicio y activación del metabolismo comenzarás a notar resultados al cabo de este tiempo.

Tener resultados en poco tiempo es importante para mantener la motivación, el entusiasmo y afrontar los cambios con mayor disposición pero debes tener en cuenta que la pérdida de peso lleva tiempo para que sea permanente, tal y como explicaremos en las próximas líneas, el adelgazamiento repentino y súbito no es saludable y en poco tiempo se recupera el peso perdido y un poco más.

Muchas personas alcanzan su peso ideal luego de pasar años siendo sedentarios, así que es una meta alcanzable. Si te animas y haces un esfuerzo en una semana comenzarás a notar una diferencia y al cabo de un tiempo aquello que te parecía imposible será solo una victoria más en tu vida.

Obesidad y Sobrepeso

SECCIÓN 1. INFORMACIÓN PARA PRINCIPIANTES

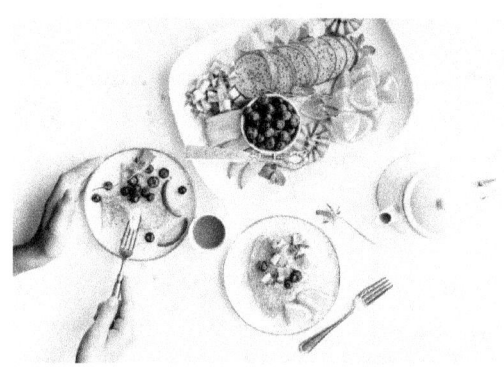

La obesidad es una de las epidemias más graves desatadas en el siglo XXI, dado a las variadas y severas complicaciones físicas y emocionales que traen para las personas. Prácticamente, la mayoría de los adultos de la sociedad moderna han sentido la necesidad de perder peso, ya sea por cuestiones estéticas o de salud, y con frecuencia, muchos desisten en el camino o recuperan el peso perdido al poco tiempo. En esta primera sección presentamos de manera simple, los primeros conceptos para comprender la obesidad y sus consecuencias para la salud; así como proporcionamos las herramientas necesarias para comer sano y ejercitarse, perdiendo peso ya en la primera semana.

CAPÍTULO 1. OBESIDAD

MUCHO MÁS QU UNOS KILOS DE MÁS

La obesidad es una enfermedad crónica en la que existe una cantidad excesiva y anormal de grasa acumulada en el cuerpo. Se asocia con una disminución en el calidad de vida porque el paciente se vuelve incapaz de realizar muchas actividades y con un mayor riesgo de enfermedades cardiovasculares.

De acuerdo con la distribución de grasa y tejido adiposo, la obesidad puede clasificarse de dos formas diferentes:

Obesidad abdominal o visceral (androide): Predomina la adiposidad en la parte superior del cuerpo, es decir, cuello, hombros y abdomen, por esto también recibe el nombre de obesidad tipo "androide".

Obesidad femoro-glutea (ginecoide): La acumulación de grasa se encuentra principalmente en los glúteos, muslos y caderas, en otras palabras, en la parte inferior del cuerpo.

En algunos países e instituciones de salud se utiliza la medición de la circunferencia de la cintura como un elemento más para determinar obesidad en un paciente. Se ha demostrado que aquellos hombres con una circunferencia igual o superior a 102 centímetros tienen un mayor riesgo de enfermedades cardiovasculares, en el caso de las mujeres es a partir de los 88 centímetros.

Sobrepeso y obesidad son términos diferentes

Normalmente se utilizan los términos "sobrepeso" y "obesidad" para referirse a un peso corporal mayor del saludable para cierta estatura y en ambos casos aluden a esta condición pero cada uno se debe a motivos diferentes.

El sobrepeso puede deberse a un exceso de grasa pero también puede ser a una cantidad excesiva de músculo, a una densidad ósea elevada o a retención de líquidos, en cambio, la obesidad se debe únicamente a un exceso de tejido graso o adiposo.

Los médicos normalmente utilizan el Índice de Masa Corporal (IMC) para determinar si una persona tiene un peso saludable, sobre peso u obesidad, se trata de una medida basada en la relación que existe y el desarrollo corporal. Un IMC es un indicativo de obesidad y sobrepeso.

Así pues, dos personas pueden pesar lo mismo pero si una de ellas mide 1,80 metros y la otra 1,50, la primera puede estar en su peso e IMC ideal pero la segunda puede tener un IMC que indica un problema de salud.

Según una encuesta nacional llevada a cabo en los Estados Unidos (1):

1 de cada 3 adultos tienen sobrepeso

1 de cada 3 adultos tienen obesidad

2 de cada 3 adultos tiene sobrepeso u obesidad, esto quiere decir que solo uno de cada tres tiene un peso saludable en relación con su altura.

Actualmente Estados Unidos es uno de los países con mayor índice que obesidad en el mundo, luego están los demás países desarrollados. Parece ser que el estilo contemporáneo es el responsable de este problema cada vez más evidente.

¿Quién debería perder peso para mantenerse saludable?

El peso y talla ideal de una persona es un tema que pueden generar un gran problema de identidad e incluso puede disminuir de manera importante el autoestima y las relaciones sociales.

Hay quienes consideran que su peso ideal es aquel que les permita verse muy delgados y estilizados, otros en cambios apuestan por verse fuertes o curvilíneas, en caso de las mujeres.

Lo cierto es que cuando se trata de la salud el principal interés en el peso de una persona se centra en que éste le permita mantenerse saludable y activo, las preferencias estéticas en este caso quedan relegadas a un segundo plano.

Así pues, los expertos en salud recomiendan que aquellas personas con mayor predisposición de diabetes, presión arterial alta, colesterol, hígado graso y problemas cardiacos mantengan un peso saludable y de ser necesario adelgacen, pues de esta manera reducen el riesgo de estas enfermedades.

Síntomas de la obesidad

Un paciente con obesidad presenta un IMC igual o superior a 30, además, presenta una talla desproporcional para su estatura, fatiga, cansancio constante, problemas alimenticios y dificultad para realizar ciertas actividades como correr, saltar o tomar un objeto del suelo.

Puedes calcular tu Índice de Masa Corporal si divides tu peso actual en libras, por tu altura en pulgadas cuadradas y el resultado lo multiplicas por 703. También puedes emplear las medidas en kilogramos y metros cuadrados.

Esto te dará un cálculo aproximado de tu grasa corporal, sin embargo, no mide directamente el tejido adiposo por lo que los atletas con un gran desarrollo muscular podrían tener un IMC elevado.

IMC (kg/m^2)	Interpretación
Inferior a 18,5	Bajo peso
De 18,5 a 24,9	Normal
De 25,0 a 29,9	Sobrepeso
30 o superior	Obesidad

¿Cuáles son las causas de la obesidad?

La obesidad es una patología multifactorial, en otras palabras, puede deberse a distintos motivos que no están relacionados entre sí en la mayoría de los casos. Veamos algunos de ellos:

Genética: La obesidad suele ser hereditaria, esto quiere decir que los hijos con padres obesos tienen mayores probabilidades de padecer la condición. Nuestros genes determinan el tamaño y tipo de cuerpo, además de su capacidad para desarrollar músculo y almacenar grasa.

Hábitos poco saludables: En la actualidad la obesidad parece una pandemia debido al estilo de vida predominante, donde la comida rápida e hipercalórica se consume casi todos los días y nuestras responsabilidades y entretenimiento nos empujan a permanecer más tiempo sentado.

De igual forma, las personas recurren a la comida para aliviar las emociones molestas que no pueden resolver o dejar atrás, por ejemplo, el enojo, la tristeza, sensación de abandono, ansiedad, estrés y aburrimiento.

Falta de motivación: A pesar de que el estilo de vida fitness se predica por casi todos los medios de comunicación, la mayoría de personas se desalienta al ver que en la publicidad que los cuerpos ideales parecen inalcanzables y se conforman con continuar su estilo de vida inactivo, que es mucho más cómodo.

Otras enfermedades: Algunas condiciones de salud, como el hipotiroidismo y otros problemas hormonales pueden ocasionar una acumulación de grasa poco saludable. Lo mismo sucede con ciertos medicamentos.

Complicaciones asociadas a la obesidad

Los problemas de obesidad y sobrepeso afectan tanto a nuestro cuerpo como a nuestra mente porque generan cansancio, incomodidad y dolor en las articulaciones y músculos por el mayor esfuerzo.

Con la obesidad también pueden aparecer algunas otras complicaciones, por ejemplo:

Asma: Las personas obesas tienen mayores probabilidades de sufrir asma, de hecho, tener kilos de más hace que sea más difícil respirar durante la práctica de cualquier deporte o durante una caminata vigorosa.

Hipertensión arterial: En la hipertensión el corazón debe bombear con más fuerza o las arterias se obstaculizan debido a la formación de placas de grasa. Con el tiempo este esfuerzo extra debilita el aparato circulatorio.

Hígado graso: Si la grasa se acumula en el hígado éste puede inflamarse y conducir a hepatitis o cirrosis.

Diabetes y resistencia a la insulina: La insulina es una hormona lipofílica, es decir, tienen afinidad por la grasa y tiende a acumularse en el tejido adiposo cuando éste se presenta en exceso. Esto genera resistencia a la insulina porque no llega a las células y no puede ser utilizada para aprovechar la glucosa.

Apnea del sueño: Es un trastorno del sueño en el que la persona deja de respirar momentáneamente mientras duerme, para muchos niños y personas obesas resulta un problema grave porque afecta la calidad del sueño. En adultos puede ocasionar problemas en el corazón.

Colesterol alto: El exceso de peso puede ocasionar que los niveles de lípidos en la sangre sean elevados y con esto se corre un mayor riesgo de problemas cardiacos o accidentes cerebro-vasculares con la edad.

Síndrome de ovario poliquístico: La obesidad en mujeres jóvenes favorece la aparición de quistes en los ovarios, que se generan por un nivel alto de testosterona. Suele ir acompañado de excesivo vello corporal y acné.

Pseudotumor cerebral: Esta es una causa muy poco frecuente de fuertes dolores de cabeza en adolescentes y adultos obesos. Consiste en que se acumula presión en el cerebro, pero no hay ningún tumor. Además de los dolores de cabeza, los síntomas incluyen vómitos, visión doble y otros problemas en la vista.

Deslizamiento de la epífisis capital femoral: El deslizamiento de la epífisis capital femoral es un problema en la cadera que requiere atención inmediata y cirugía para evitar mayores daños en la articulación. Se genera por el exceso de peso y tensión en la articulación.

Cálculos biliares: Ocurre cuando la bilis se acumula en la vesícula y forma cálculos que pueden ser dolorosos y requerir cirugía.

Bases del tratamiento convencional

La primera recomendación para las personas con sobrepeso y obesidad es tratar de acercarse a una talla saludable para evitar complicaciones de salud.

La alimentación juego un papel fundamental para lograr la reducción de grasa corporal por lo que será necesario que el paciente cambie sus hábitos alimenticios, dando preferencia a las frutas, verduras, lácteos y carnes blancas y reduciendo el azúcar, la comida procesada, refrescos de cola y alcohol.

Es posible que se haga en el paciente una terapia para identificar si come cuando experimenta alguna emoción difícil de asimilar, porque está aburrido o porque tiene baja autoestima, con el fin de que supere el problema y deje de recurrir a la comida para aliviar la tensión.

Además, será necesario que la persona realice por lo menos 300 minutos de actividad física moderada a la semana y que mantenga el hábito de ejercitarse por mucho tiempo.

El médico llevará a cabo un registro de tu peso corporal y creará un plan en el que se fijarán metas mensuales para adelgazar dependiendo de tu edad, genero, estilo de vida y alimentación. De esta manera podrías saber de manera realista la cantidad de peso que puedes perder en determinado tiempo.

La constancia y disciplina del paciente juegan un papel fundamental para que los resultados sean positivos.

CAPITULO 2. RECETA DE COCINA SALUDABLES

Las dietas más efectivas para bajar de peso son aquellas que dan resultados de manera progresiva y permiten al paciente sentirse saludable, lleno de energía y vital. Son el único sistema sostenible en el tiempo.

Olvídate de pasar hambre, hacer grandes sacrificios, vivir de los alimentos light u obsesionarte con el conteo de calorías, esto solo te sirve para llenarte de frustración y estresarte. La alimentación es un proceso natural en todos los seres vivos y como tal debemos hacer que sea lo más cómodo y balanceado posible.

Es muy probable que si en el pasado intentaste seguir un régimen alimenticio lo abandonaste al poco tiempo porque era demasiado restrictivo, no tenías tiempo para contar calorías antes de sentarte a comer o simplemente te parecía una tortura tener que renunciar a los platos a los que estabas acostumbrado.

En realidad, la mente puede ser una gran enemiga cuando intentas bajar de peso porque será la primera en poner resistencia a los cambios alimenticios. Piénsalo por un segundo *¿Quién te está diciendo que comas una galleta más?*

Nuestra alimentación se basa principalmente en hábitos, gustos y preferencias, que en la mayoría de los casos no son saludables, por ejemplo, estamos acostumbrados a poner más sal a la comida aun cuando ya tiene o a tomar refresco de cola por las noches en lugar de agua, que no contiene calorías.

El primer gran cambio que debes dar para perder de peso es hacer un cambio de perspectiva sobre la alimentación y aceptar que hay alimentos más saludables y benéficos que otros y que ciertas comidas puedes tomarlas de manera ocasional para disfrutarlas y apreciar su sabor, pero no para alimentarte diariamente.

De igual manera, será necesario que te des la oportunidad de experimentar con nuevas comidas, por ejemplo, tal vez siempre has aborrecido la ensalada o algunos vegetales pero con una preparación diferente tal vez los encontrarías más agradables.

Comprende que calorías es igual a energía

El sentido fundamental de la alimentación es obtener por medio de ella la energía que el cuerpo necesita para llevar a cabo sus funciones vitales y las actividades que realizamos diariamente. También tiene la finalidad de proveer de vitaminas, minerales y antioxidantes.

Cada vez que comes tu cuerpo descompone los alimentos en sustancias más simples y asimilables, por ejemplo, los carbohidratos son degradados y convertidos en glucosa que es utilizada por las células como energía.

La glucosa es básicamente el combustible del cuerpo porque sin ella no hay una fuerza necesaria para la supervivencia, sin embargo, cuando hay un exceso este combustible no se excreta o expulsa sino que se almacena en el tejido adiposo en forma de grasa.

Así pues, cuando comes de más hay energía extra en el cuerpo y ésta se guarda en los tejidos grasos causando sobrepeso; cuando esta conducta se repite por mucho tiempo entonces aparece la obesidad.

La clave para perder peso y adelgazar está en comer menos calorías de las que tu cuerpo necesita, de esta manera no habrá nada que almacenar. Luego mediante el ejercicio utilizarás las reservas de grasa que ya hay entre tus músculos, tal y como verás más adelante en el capítulo V.

Hay algunos alimentos que tienen menos calorías que otros y su contenido de grasa también es diferente, por ejemplo, una dona tradicional contienen grasas provenientes del aceite en el que fue freída, además, contiene azúcar en el glaseado que la decora. Si analizamos el valor nutricional de la dona nos daremos cuenta de que solo aporta carbohidratos y grasas.

En cambio, una banana también te aportará carbohidratos pero estos son de rápida asimilación porque provienen de la fructuosa, que es un tipo de azúcar más sencillo que el azúcar industrial. En el caso de 100 g de esta fruta contienen 1,20 g de proteína y tan solo 0,27 g de grasa *¿Te das cuenta de la gran diferencia?*

Reduce los carbohidratos en tu dieta

Si los carbohidratos en exceso son los principales causantes de que aumentes de peso el segundo paso que debes dar para adelgazar es reducirlos de tu dieta, pero no eliminarlos por completo, porque tu cuerpo necesita de energía para todas sus funciones.

Contar calorías puede ser un proceso estresante para la mayoría de pacientes y en realidad no estás obligado a hacerlo a menos de que tengas diabetes o prediabetes porque llevar un registro de los hidratos de carbono indicará cuanta insulina necesitas.

La manera más sencilla de hacer una reducción sin someterte a un estrés muy grande es conocer cuáles son los carbohidratos que no te convienen y reemplazarlos por opciones más afines a tu objetivo.

De manera general, las harinas blancas y los alimentos preparados a partir de ellas contienen muchas calorías, como el pan, panquecas, bizcochos, galletas, tartas, pasteles y pastas.

En su lugar podrías consumir pequeñas cantidades de cereales integrales como arroz, avena, amaranto, quinua. Siempre durante el desayuno y almuerzo, en la cena es preferible consumir los carbohidratos provenientes de las verduras y legumbres.

Algunos productos integrales se fabrican a partir de harina blanca y se agrega el salvado de determinado grano, esta combinación no es tan benéfica como se podría llegar a pensar porque aún se está utilizando harina blanca y esto hace que contenga más calorías.

Aprende a comer con raciones en lugar de porciones

La cantidad de alimentos que consumes también influye en la pérdida y ganancia de peso, esto se aplica principalmente cuando comes alimentos calóricos como carnes, lácteos, frutos secos y postres.

Una ración es la cantidad de alimento en base a la cual se ha determinado su valor nutricional, en cambio, una porción es la cantidad de ese alimento que te sirves para comer.

De esta manera, una ración diaria de frutos secos equivale a 30 g de cualquiera de ellos, lo que es aproximadamente 180 kcal dependiendo de la variedad que se elija. Una porción sería la cantidad que tú mismo decidas comer, que podría ser inferior, igual o superior a esos 30 g.

Si comes según las raciones que indique tu médico nutricionista es improbable que te excedas y llevarás un control de aquello que comes de manera mucho más sencilla que si cuentas los carbohidratos que te llevas a la boca.

Las personas que comen por ansiedad o comen demasiado rápido pueden sentirse insatisfechos con este método, sin embargo, es la manera más sencilla de evitar excesos y las emociones negativas pueden manejarse comiendo más despacio y de forma consciente. Nuestro cuerpo no necesita grandes cantidades de alimento, sino digerirlas y asimilarlas mejor.

Comer por medio de raciones también te permite hacer más comidas en el día porque en lugar de una sola comida copiosa tomas cinco de menor tamaño distanciadas por varias horas.

Cuidado con la cena, a esta hora no necesitas tanta energía

En la noche se llevan a cabo algunos procesos fisiológicos que nos preparan para el descanso pero no somos conscientes de ellos a pesar de que hemos estado bajo su influencia durante toda nuestra vida.

Mientras descansas tu cuerpo no quema tantas calorías como cuando estás despierto por lo que si comes de más la energía que obtengas se acumulará en forma de grasa y aumentarás de peso, es por esto que tu último plato del día debe ser ligero y tener alimentos sencillos como ensaladas, cremas, verduras asadas y gazpachos acompañados de pescado o carne blanca al horno o a la plancha.

De igual manera, debes cenar antes de las 8:00 pm y en caso de sentir hambre o ansiedad antes de ir a la cama puedes tomar una infusión o una ración de fruta porque no te aportará demasiada energía.

Ayuno intermitente ¿Es una buena estrategia para bajar de peso?

Muchas personas creen que para bajar de peso es necesario que dejen de comer y desde la perspectiva de los profesionales en la salud, con esta práctica no tendrás buenos resultados solo incrementas más el estrés, la ansiedad y podrías llegar a descompensar tu organismo.

No comer por dos días seguidos o saltarse las comidas de manera desorganizada no garantiza que pierdas peso, la única forma restrictiva estudiada hasta el momento es el ayuno intermitente, que podría facilitar el proceso siempre y cuando sea controlado.

Se entiende por ayuno intermitente los periodos breves en los que no se consume alimentos o se toma solo frutas muy ligeras, es una práctica común en las tradiciones espirituales donde se busca purificar al cuerpo y ayudarlo a regenerarse por medio de un descaso.

El ayuno no busca obligar al cuerpo a acudir a las reservas de grasa o músculo para obtener energía, sino facilitarle el proceso de eliminación de todo aquello que no necesita y para esto hay distintas modalidades.

Lo más común es abstenerse de comer por 24 horas, pero también podría hacerse por 12 horas, 14, 16, 18 o 20. Se podría comenzar con medio día de ayuno y aumentarlo paulatinamente. Esto se hace varios días a la semana.

También puede hacerse un ayuno semanal eligiendo un día a la semana en el que se evitan los alimentos durante 24 horas o se restringe el consumo a solo 500 calorías. Estas 24 horas pueden distribuirse en dos días.

Los datos obtenidos por diversos estudios aún son limitados y no han sido sometidos al rigor científico, se trata solo de ensayos controlados en los que se utilizan un número pequeño de participantes y se les hace seguimiento por un periodo breve de tiempo. Las metodologías empleadas también son distintas en cada ensayo.

En términos generales, la revisión de diversos ensayos (2) indica que el ayuno puede favorecer la pérdida de peso en personas capaces de tolerarlo y siempre y cuando se sigan las pautas establecidas por un médico profesional porque tendría un efecto similar al de las dietas donde se restringe de forma importante la ingesta de calorías.

Además de esto, en distintos ensayos el ayuno intermitente mejoró algunos parámetros bioquímicos vinculados con la inflamación (3), por lo tanto, el ayuno intermitente podría ser una opción en personas con perfiles concretos que puedan seguir bien sus pautas, pero no es la opción más indicada para todos los casos.

Un ayuno no controlado puede producir dolor de cabeza, irritabilidad, mal humor, bajadas de azúcar e incluso desmayos. En las personas con trastornos alimenticios como anorexia o bulimia puede acentuar aún más su predisposición a la comida agravando el problema ya existente.

Es por esto que los científicos y médicos en general indican que la única estrategia confiable a la hora de perder peso es hacer un balance energético negativo, es decir, consumir menos calorías de las que realmente necesitas para que no se almacene en forma de grasa.

Dietas para bajar de peso ¿Cuál utilizar?

En internet hay un sinfín de dietas que te garantizan ser la mejor opción y hacen la promesa de que será la última vez que te sometes a un régimen alimenticio porque una vez que finalices habrás alcanzado tu peso y talla ideal.

Nada puede estar más alejado de la realidad, pero el número de personas que diariamente entra en internet en busca de estas recetas es increíblemente alto a pesar de que el 90% de ellas funcionan y el porcentaje restante te dan resultados por un tiempo demasiado efímero.

En vista de tanta información que circula en los medios y de la cantidad de pacientes que busca desesperadamente una solución rápida a sus problemas se analizaron diferentes regímenes con el fin de determinar cuáles son las realmente efectivas. A continuación nombramos algunas de ellas:

La dieta mediterránea

La dieta mediterránea es uno de los regímenes más conocidos y estudiados por la comunidad científica, se ha demostrado que con ella se puede prevenir enfermedades cardiacas, reducir el colesterol alto y controlar los niveles de azúcar en la sangre.

Según una investigación publicada en The New England Journal of Medicine (4), incluir grasas saludables regularmente en nuestra dieta reduce en un 30% la posibilidad de morir por un accidente cardiovascular.

Es por esto que en la dieta mediterránea predomina el consumo de frutas, verduras, pescado, legumbres, cereales integrales, frutos secos y aceite de oliva. Las grasas saturadas, el azúcar y las carnes rojas se comen en cantidades mínimas de manera ocasional.

En los países europeos seguir esta dieta no resulta muy difícil porque los frutos secos, aceite de oliva y carnes de pescado son ingredientes comunes, sin embargo, en otros países puede resultar excesivamente costoso.

Un aspecto fundamental en esta dieta y en realidad, para cualquier otro régimen, es aprovechar los productos de temporada porque aportan mucho más nutrientes que aquellos en conserva, están libres de químicos y su sabor y aroma es notablemente diferente.

A continuación se muestra un ejemplo del menú de la dieta mediterránea:

Desayuno

1 café con leche

1 rebanada de pan con aceite de oliva

1 vaso de zumo de naranja (sin azúcar)

Media mañana

1 ración de fruta fresca de temporada (No puede ser de conserva)

Almuerzo

1 taza de lentejas guisadas

1 ración de albóndigas con guisantes y zanahorias

1 ración de fresas con nata descremada

Merienda

1 ración de queso fresco con miel

Cena

1 ración de ensalada mixta.

Pescado al horno con patata asada

Un yogurt bajo en grasas

La dieta de la Clínica Mayo

La clínica Mayo es uno de los hospitales privados más prestigiosos del mundo y destaca porque además de brindar un buen servicio de salud también se dedica con mucho empeño a la investigación e innovación.

Actualmente cuenta con un grupo de expertos en nutrición que elaboran una dieta estándar ajustada a cada paciente, de manera que pueda perder peso en la fase inicial y luego mantenga una alimentación saludable por el resto de su vida.

En la dieta de la Clínica Mayo no se elimina ningún alimento pero se le da prioridad a las frutas, cereales y vegetales sobre las harinas y alimentos procesados. También se da preferencia a los alimentos frescos en lugar de las conservas que contienen azúcar y aditivos.

El menú diario de la dieta tiene un total de 1.200 calorías y en la primera etapa ayuda al paciente a hacer nuevos hábitos en su alimentación, de manera que sea más consciente a la hora de alimentarse. Se le enseñarán cinco hábitos nuevos y como dejar cinco hábitos nocivos atrás en poco tiempo.

Se espera que en la primera etapa el paciente pierda entre 2,7 y 4,5 kilos, esta fase ocupa dos semanas y desde el primer día se incorporará una rutina diaria de ejercicio de 30 minutos como mínimo. Este es un pilar fundamental en la pérdida de peso y ayuda acelerar los resultados.

Como se trata de un régimen creado por especialistas en nutrición seguir la dieta es bastante seguro y se llevará un control de tus avances, incluso se podrán hacer modificaciones personalizadas en función de tus requerimientos especiales.

Aquí un ejemplo del menú diario de la dieta de la Clínica Mayo:

Desayuno

1/2 taza de avena cocida con una de leche

2 cucharadas de uvas pasas

1/4 de mango

1 bebida sin calorías

Comida

Hamburguesas de quinoa y batata

Ensalada mixta con aderezo sin grasa

1 bebida sin calorías

Merienda

1 taza de pimientos rebanados

2 cucharadas de hummus

Cena

1 pizza de pan pita

3/4 taza de frutas mezcladas

1 bebida sin calorías

La dieta DASH

DASH es el acrónimo de Dietary Approaches to Stop Hypertension, que quiere decir en español "Enfoque alimenticio para detener la hipertensión" y como su nombre lo indica es un régimen alimenticio dirigido a pacientes con hipertensión.

La dieta DASH fue desarrollada por el Instituto Nacional de Salud de los Estados Unidos y aunque no nació con el fin de hacer que el paciente perdiera peso tiene muy buenos resultados en este objetivo, así que es una de las más recomendadas porque además te ayudará a mantener una excelente salud cardiovascular.

La propuesta es reducir por completo las grasas saturadas, azúcares refinados y carbohidratos provenientes de las harinas, en lugar de eso los platos se preparan a base de verduras, frutas frescas, carne magra, pescado y legumbres.

Como se trata de un menú para pacientes hipertensos la sal está prácticamente eliminada, sin embargo, en una persona que no está en riesgo de sufrir esta patología la sal puede tener un consumo moderado.

Al igual que en la dieta de la Clínica Mayo, en el régimen DASH es obligatorio hacer actividad física y reducir el consumo de alcohol a lo mínimo y solo de manera ocasional.

Como esta es una de las dietas más completas y benéficas para la salud, a continuación te mostramos varios ejemplos del menú que lo compone:

Desayunos

Ejemplo 1:

1 vaso de leche descremada o yogurt descremado

1 fruta (naranja, mandarina, pera, manzana, porción de papaya, plátano mediano)

2 rebanadas de pan integral con mantequilla o mermelada sin azúcar

Ejemplo 2:

1 vaso de yogurt descremado

1 Sándwich de pan integral con pavo y tomate

1 ración de fruta

Ejemplo 3:

1 taza de avena integral con leche descremada

1 ración de Papaya

1 taza de té

Ejemplo 4:

1 vaso de leche descremada

1sándwich de pan integral con queso fresco tomate y albahaca

1 ración de fruta

Ejemplo 5:

1 omelet con espinacas (elaborado con 3 huevos)

2 tostadas de pan integral

1 taza de café

Almuerzo

Ejemplo 1:

1 taza de ensalada de verduras crudas

1 pechuga de pollo a la plancha

1 ración de fruta

Ejemplo 2:

1 taza de ensalada de verduras

1 porción de lentejas con arroz integral

1 ración de fruta

Ejemplo 3:

1 taza de sopa de verduras

1 ración de lomito de res a la plancha

1 ración de fruta

Ejemplo 4:

1 taza de ensalada de verduras cocidas

1 ración de pescado al horno con puré de camotes

1 ración de fruta

Ejemplo 5:

1 solterito con queso fresco

1 ración de lomito de cerdo con papa sancochada

1 ración de fruta

Ejemplo 6:

1 taza de ensalada de pepinos y tomate

1 ración de asado de carne con yuca sancochada

1 ración de fruta

Ejemplo 7:

1 ración de ceviche

1 ración de sudado de pescado con yuca sancochada

1 ración de fruta

Como bebida para acompañar los platos se puede tomar chicha morada sin azúcar o agua.

Cena

Ejemplo 1:

1 ración de filete de ternera a la plancha con papa sancochada

1 ración de ensalada de fruta sin azúcar

Ejemplo 2:

1 soufflé de verduras

1 filete de pollo a la plancha

1 ración de gelatina dietética

Ejemplo 3:

1 caigua saltada con carne

1 ración de ensalada de frutas sin azúcar

Ejemplo 4:

1 taza de crema de brócoli

1 chuleta de pavita

1 ración de fruta

Ejemplo 5:

1 taza de sopa de verduras

1 filete de pollo a la plancha

1 ración de fruta

Ejemplo 6:

Media lata de atún

2 rebanas de pan integral

1 ración de fruta

Ejemplo 7:

Locro de zapallo con carne

1 ración de fruta

Al igual que con el almuerzo, las cenas pueden acompañarse de chicha morada o de una infusión de manzanilla para facilitar la digestión y conciliar mejor el sueño.

Dieta flexitariana

Este régimen se caracteriza porque los platos son principalmente vegetarianos pero incluyen ocasionalmente carnes de algún tipo, por ejemplo, pescado, aves o mariscos. La idea es reducir al mínimo el consumo de grasas pero aportar variedad por medio de semillas, cereales, huevos, lácteos, verduras y frutas.

La dieta vegetariana es perfecta para perder kilos de más y para mantenerse delgado, sin embargo, debe estar planificada correctamente porque es un error común en quienes siguen este régimen reemplazar las proteínas por carbohidratos y ya sabemos que este nutriente en exceso favorece el sobrepeso y la obesidad.

Si estás interesado en seguir un régimen dietético vegetariano será necesario que consultes con un médico nutricionista que planifique tus comidas con proteínas vegetales de alta calidad y te haga recomendaciones especiales a la hora de practicar deporte, de esta manera te mantendrás saludable, perderás peso y te sentirás lleno de energía.

Dieta Power o dieta a base de energía

La reconocida Universidad de Newcastle, en Australia, ha creado un plan para perder peso exclusivo para los varones adultos y recibe el nombre de Workplace POWER, que es el acrónimo de Preventing Obesity Whitout Eating Like a Rabbit y quiere decir "Prevenir la obesidad sin comer como un conejo".

Es cierto que la mayoría de hombres considera que llevar una dieta implica comer como un conejo y despedirse de las carnes y productos que más le gustan, así que por esto se creó este programa donde predomina la proteína de origen animal pero a cambio el paciente debe hacer una rigurosa rutina de ejercicio que le permita crear músculo para reemplazar la grasa.

Los varones adultos parecen ser menos susceptibles a la preocupación por su peso y talla, en realidad, la mayoría de ellos considera que no tiene sobrepeso a pesar de tener un abdomen prominente por el hecho de que ven a sus semejantes en esta misma condición.

De igual forma, su motivación para cambiar sus hábitos alimenticios y comenzar a ejercitarse de forma regular gira en torno a verse más fuertes y tonificados, en lugar de reducir sus medidas, como sucede con los hombres. Por esto, la dieta POWER parece ser la más indicada si te gusta la actividad física constante.

Algunas de las normas de este régimen alimenticio son:

- ✓ El desayuno es una de las comidas más importantes del día, así que nunca debe saltarse.
- ✓ En la primera comida del día debes elegir proteínas y carbohidratos de alto índice glucémico, de esta manera obtendrás más energía para afrontar el día y te mantendrás saciado por más tiempo.
- ✓ En el almuerzo es bueno comer ensaladas y vegetales para acompañar la proteína. Los refrescos, alcohol y bebidas deben evitarse.
- ✓ En la cena las porciones son más reducidas, la mitad del plato deben ser vegetales, un cuarto carne y el otro cuarto carbohidratos.

En el régimen POWER es preferible que evites comer fuera de casa y si te ves obligado por tu trabajo o estudios a hacerlo entonces es preferible que prepares tu propia comida y la lleves contigo.

Los establecimientos de comida y las máquinas expendedoras se dejarán solo para ciertas ocasiones, si vas a comer algún alimento procesado como galletas, helado o bizcochos lee los valores nutricionales para asegurarte de no sobrepasar tus requerimientos diarios.

La premisa de la dieta POWER es que no debes renunciar a comer las cosas que te gustan, sino que simplemente debes pensar antes de sentarte a comer y sobre todo tener moderación, recordando que las calorías que no quemes se convertirán en grasa.

La dieta TLC

Las sigas TLC son el acrónimo de "Therapeutic Lifestyle Changes", que quiere decir "Cambios terapéuticos de estilo de vida" y es una dieta que propone hacer pequeñas modificaciones que te permitan disfrutar de la alimentación, pero mantenerte saludable al mismo tiempo.

Este régimen fue diseñado por el Instituto Nacional de Salud estadounidense, aunque en sus inicios fue pensado para controlar el colesterol luego se implementó para la pérdida de peso porque mostró muy buenos resultados en la mayoría de pacientes.

La idea principal de la dieta TCL es ingerir menos grasas que el límite recomendado y aumentar los alimentos sin procesar, como las frutas, verduras, cereales.

Los carbohidratos no están eliminados, simplemente se reemplazan por opciones más saludables que lleven granos enteros e integrales, que además de aportar más nutrientes también favorecen la sensación de saciedad y te aportan más energía a lo largo del día.

Es un régimen bastante seguro y que se ajusta a la mayoría de perfiles porque busca cubrir las necesidades de manera muy natural y sin tantas complicaciones, pero requiere de un gran compromiso por parte del paciente, quien no seguirá un menú estricto pero debe ser consciente de que sus elecciones forman un hábito y sus hábitos marcan su estilo de vida.

Estos planes alimenticios tienen un gran impacto en el paciente porque se enfocan en permitirle comer casi cualquier cosa siempre y cuando lo haga con moderación y se mantenga activo realizando todo tipo de actividades físicas.

En realidad, el enfoque de los regímenes que mencionamos se basan en el estilo de vida natural del ser humano, que está diseñado para alimentarse de la naturaleza y recorrer el territorio que le rodea, incluso nadando, pero nuestra sociedad actual nos ha limitado y ahora pasamos más tiempo sentados frente a las pantallas de los ordenadores.

Alimentarse de manera sana puede ser placentero si en lugar de enfocarte en restricciones piensas en las múltiples posibilidades que existen, si existen tantos ingredientes no procesados lo más lógico es pensar que hay muchísimas alternativas para nuestro paladar.

Consejos generales para llevar una alimentación balanceada

Basándonos en las páginas de este capítulo vamos a hacer una serie de recomendaciones generales que te ayudarán a tener éxito en tu dieta para bajar de peso, sin importar el régimen alimenticio que decidas o que te recomiende tu médico nutricionista:

- ✓ Piensa en las carencias que genera tu alimentación actual, incluye si te sientes lleno de energía, saludable y si concilias el sueño sin problema. También considera si tu médico indicó que te hace falta vitaminas o minerales específicos.
- ✓ Come solo cuando sientas hambre. Si planificas tres comidas principales y dos meriendas saludables es difícil que sientas hambre, de ser así es probable que se trate de hambre emocional o que estés comiendo para cubrir alguna emoción desagradable.
- ✓ No saltes las comidas. El ayuno prolongado genera un desequilibrio en el nivel de glucosa en la sangre, hace que te sientas cansado, irritable y aumenta las probabilidades de que comas de más en tu próxima comida.
- ✓ Come despacio y espera 15 minutos luego de terminar tu plato para servirte otra porción, durante este tiempo tu cerebro ya ha determinado si realmente necesitas más comida.
- ✓ Evita los alimentos procesados con grasa y azúcar. Déjalos para ocasiones especiales y come una ración moderada.
- ✓ En tu nevera mantén frutas frescas y alimentos que puedas comer con facilidad en cualquier momento, por ejemplo, gelatinas, compotas y yogures bajos en grasa.
- ✓ Toma agua y bebidas refrescantes en lugar de refrescos de cola.

- ✓ Cambia los hábitos de tu familia y amigos, es más sencillo lograr tus objetivos si recibes el apoyo de las personas que te rodean.
- ✓ No pienses que se trata de un castigo, si consideras la dieta como un castigo escaparás de ella apenas tengas la oportunidad ¡Cambia tu perspectiva!

CAPITULO 3. REMEDIOS CON PLANTAS MEDICINALES

Los remedios para bajar de peso son probablemente una de las búsquedas más comunes en internet porque se consideran opciones rápidas, económicas, seguras y al alcance de prácticamente todos, se trata de un atajo que podría ser o no beneficioso, esto dependerá de las precauciones que se tomen y sobre todo de no exceder las dosis recomendadas.

Normalmente se piensa que las sustancias de origen natural son totalmente inofensivas y que no podrían hacer daño a nuestro organismo aun si se toman en grandes cantidades pero lo cierto es que algunas plantas pueden resultar muy peligrosas y contraproducentes.

Por ejemplo, los componentes activos de algunas plantas y frutas interactúan con algunos medicamentos potenciando o disminuyendo su efecto por lo que es importante que si estás bajo algún tratamiento primero consultes con tu médico si sería adecuado para ti cierto remedio.

De igual forma, hay plantas que están contraindicadas para condiciones específicas como hipertensión o diabetes porque al ser metabolizadas afectan los niveles de glucosa o la tensión arterial.

Es por esto que junto a cada remedio encontrarás además las contraindicaciones y los posibles efectos secundarios del consumo de cada planta. Si estás bajo algún tratamiento convencional abstente de probar cualquier planta hasta que no recibas la autorización de tu médico.

Ten en cuenta que estos remedios naturales te ayudarán a perder peso, pero que no se trata de una cura milagrosa para la obesidad, tan solo funcionan como complemento a una alimentación balanceada y a la práctica regular de ejercicio.

Remedio N°1: Té de yerba mate

La yerba mate es una planta muy utilizada en América Latina por su efecto saciante y porque favorece la pérdida de peso sin mucho esfuerzo y sin resultar peligrosa para la salud.

En su composición química encontramos polifenoles y bases xánticas, que son sustancias que favorecen la descomposición de los ácidos grasos durante la digestión, además contiene pequeñas cantidades de ácidocafeil, que ralentiza el vaciado gástrico y genera esa sensación de llenura tan deseada para controlar el apetito.

Otra de las propiedades interesantes de la yerba mate es que actúa como un estimulante del sistema nervioso, al igual que el café, por lo que sirve para combatir el cansancio físico y mental de manera temporal. Se cree que no genera dependencia como la cafeína.

Se sabe que la yerba mate tiene la capacidad de disminuir el glucógeno en el hígado y que al mismo tiempo actúa como un activador de la termogénesis, que ayuda al cuerpo a quemar la grasa acumulada. Esta propiedad aún no se ha comprobado por completo pero ha mostrado muy buenos resultados.

Esta planta medicinal funciona como diurético y depurativo, así que también se utiliza en algunos pacientes con tendencia a retener líquidos, pero debe ser un tratamiento muy controlado porque podría ocasionar deshidratación y pérdida de electrolitos.

Finalmente, la yerba ante contiene antioxidantes que protegen el sistema cardiovascular y disminuye la probabilidad de arteriosclerosis.

Preparación:

La yerba mate es una planta que en sus inicios fue utilizada por las poblaciones indígenas de Latinoamérica y su preparación lleva cierto procedimiento para el cual necesitarás una tetera, un mortero y un recipiente de mate (que se consigue en internet y tiendas naturistas

Paso 1: Calienta el agua en una olla pequeña sin que ésta llegue al punto de ebullición para no quemar las hojas de la planta.

Paso 2: Coloca el agua en una tetera o en un frasco con boquilla estrecha resistente al calor.

Paso 3: Coloca las hojas secas dentro del recipiente para preparar yerba mate hasta que se llene ¾ del mismo.

Paso 4: Tapa la boca del recipiente, dale vuelta y agita constantemente por algunos segundos.

Paso 5: Coloca el recipiente en posición normal y fíjate que las hojas hayan quedado acumuladas en un costado, haciendo un pequeño agujero en el centro.

Paso 6: Agrega el agua al recipiente.

Paso 7: Introduce el mortero en el hueco del recipiente y ceba el mate removiendo las hojas con la bombilla.

Contraindicaciones y posibles efectos secundarios: Debido a su contenido de xantinas se recomienda la yerba mate en pacientes con ansiedad, irritabilidad nerviosa, insomnio, taquicardias e hipertensión.

También se desaconseja su uso durante el embarazo, lactancia, en niños menores de 10 años, en caso de gastritis, úlceras, cirrosis y otras enfermedades hepáticas o estomacales porque los taninos pueden irritar las mucosas estomacales.

En dosis demasiado altas puede provocar insomnio, vómito, diarrea, insuficiencia hepática y dolor de cabeza.

Interacción con medicamentos.

La yerba mate no debe consumirse cuando se toma un tratamiento con los siguientes medicamentos:

- ✓ Anfetaminas o drogas que estimulan el sistema nervioso.
- ✓ Adenosina y dipiridamo, que se utilizan para hacer ciertos exámenes en el corazón.
- ✓ Antibióticos como la ciprofloxacina, moxifloxacina, ofloxacina y levofloxacina.
- ✓ Clozapina y medicamentos para tratar trastornos psicóticos.
- ✓ Disulfiram y medicamentos destinados a tratar el alcoholismo.

- ✓ Carbamazepina y fármacos anticonvulsivos.
- ✓ Diuréticos.
- ✓ Medicamentos para el asma.
- ✓ Estrógenos.
- ✓ Cimetidina, que se usa para las úlceras.
- ✓ Etosuximida y medicamentos para la epilepsia.
- ✓ Medicamentos para la depresión.
- ✓ Medicamentos para la diabetes.

Remedio N°2: Té de diente de león

El diente de león es una planta que crece de manera silvestre en cualquier lugar donde caigan sus semillas, su duración es efímera y sus hojas son tan frágiles que el viento las arrastra haciendo que quede solo el núcleo de la planta, son estas hojas las que precisamente se utilizan para los remedios.

Según la Biblioteca de la Medicina Tradicional Mexicana, 20 mililitro de infusión de diente de león puede aliviar el dolor de estómago, reducir la inflamación abdominal y gracias a su composición química puede ayudar a las personas saludables a perder peso.

La infusión de diente de león actúa como un diurético y laxante que combate la retención de líquidos y favorece la eliminación de toxinas y sustancias de desecho. También ayuda al hígado a depurarse y a eliminar la grasa que se acumula en este órgano.

Las hojas de esta planta pueden consumirse crudas o cocidas, también pueden incluirse en varios platillos porque hacen un aporte considerable de vitamina A, B, C, K, calcio, magnesio, potasio, hierro y silicio.

Ingredientes

1 taza de agua

4 cucharadas de raíz y hojas de diente de león

Jugo de limón al gusto

Preparación

En una olla pequeña o en una tetera coloca el agua y cuando comience a hervir agrega el diente de león, revuelve por 10 consecutivos y deja reposar por 5 minutos más. Bebe inmediatamente.

Contraindicaciones y posibles efectos secundarios: Debe evitarse en personas con alergia a la miel, manzanilla, margaritas, crisantemo y en general a cualquier planta de la familia Asteráceas.

El contacto con las hojas o raíces del diente de león puede producir dermatitis, es decir, inflamación, enrojecimiento, escozor, eczemas y vejigas con agua. En estos casos debe suspenderse el uso, evitar rascar la zona y esperar a que la molestia desaparezca.

En dosis elevadas el diente de león puede ocasionar molestias gastrointestinales, diarrea y acidez, así que no se recomienda en pacientes con gastritis o úlcera. Podría ocasionar pérdida del apetito, tos, lesiones en el hígado, vómito y dolor de cabeza.

En pacientes con diabetes que toman medicamentos una infusión de esta planta puede hacer que los niveles de glucosa en la sangre desciendan de manera peligrosa, por lo que es recomendable que se consulte primero con un profesional de la salud antes de probarlo.

No hay suficiente información científica que demuestre que el diente de león puede ser benéfico o perjudicial durante el embarazo y la lactancia, por lo que no se recomienda en estas etapas ni en niños pequeños.

Interacción con otros medicamentos.

No es común la interacción del diente de león con los medicamentos, sin embargo, sí se ha demostrado que puede tener efectos nocivos cuando se combina con:

- ✓ Ciprofloxacina, que es un antibiótico muy común.
- ✓ Diuréticos.
- ✓ Digoxina, que es un medicamento antiarrítmico.
- ✓ Corticosteroides como la prednisona.
- ✓ Medicamentos con la capacidad de adelgazar la sangre como la warfarina, heparina y clopidogrel.
- ✓ Analgésicos de uso común como aspirina, ibuprofeno y naproxeno.
- ✓ Antiácidos como la famotidina y esomeprazole.
- ✓ Estrógenos.
- ✓ Medicamentos supresores del apetito.
- ✓ Laxantes.
- ✓ Medicamentos utilizados para tratar la gota.

Remedio N°3: Té negro

El té negro es una de las bebidas más cotizadas en el mundo fitness porque se ha demostrado científicamente que ayuda al organismo a perder peso, así que es una de las primeras alternativas a las que acuden las personas cuando inician un plan para adelgazar, aun cuando su sabor es bastante amargo.

Según un estudio llevado a cabo por la Universidad de California en Los Ángeles (5), en Estados Unidos, el té negro tiene muchos otros beneficios además de la pérdida de grasa, ente ellos, que propicia un cambio favorable en las bacterias que se alojan naturalmente en el intestino.

Dicha investigación se llevó a cabo en ratones que fueron alimentados con la infusión y al cabo de algunas semanas las bacterias intestinales que se asocian con la obesidad habían disminuido de manera importante.

De igual forma, estudios previos demostraron que los antioxidantes presentes en el té negro alteraban el metabolismo del hígado, ayudándole a hacer un trabajo más eficiente.

Ingredientes

1 sobre de té negro comercial

1 taza de agua

Preparación

Coloca la taza de agua en una olla o tetera, cuando comience a hervir agrega el sobre de té y deja que se cocine por un minuto, retira del fuego y deja que repose por 10 minutos. Bebe inmediatamente.

Contraindicaciones y posibles efectos secundarios: La ingesta de té negro s segura en adultos siempre y cuando no se superen las 5 tazas al día. En exceso podría generar dolor de cabeza, problemas de visión, temblores en las manos, acidez estomacal, vómitos, náuseas, diarrea, irritabilidad, taquicardia, mareos, acufenos, convulsiones y confusión.

El té negro contiene cafeína por lo que no se recomienda su consumo en las últimas horas de la tarde ni durante la noche porque podría causar insomnio o sueño muy ligero. Si se toma con demasiada frecuencia es probable que la persona desarrolle dependencia, así como sucede con el café.

En caso de embarazo y lactancia no se recomiendan más de 3 tazas por día, el exceso durante esta etapa se asocia con aborto espontáneo y síndrome de muerte súbita infantil.

Tampoco debe suministrarse en niños, personas con anemia, hemorragias, problemas cardiacos, diabetes, diarrea, convulsiones.

Diabetes: La cafeína en el té negro podría afectar los niveles de azúcar en la sangre. Use El té negro con precaución si tiene diabetes.

Diarrea: El té negro contiene cafeína. La cafeína en el té negro, especialmente cuando se ingiere en grandes cantidades, podría empeorar diarrea, síndrome del colon irritable, debilidad ósea, presión arterial alta, glaucoma, sensibilidad hormonal y vejiga hiperactiva.

Interacción con otros medicamentos.

El té negro puede interactuar de manera negativa con algunos medicamentos, por ejemplo:

- ✓ Antibióticos comunes.
- ✓ Fármacos utilizados para exámenes del corazón.
- ✓ Medicamentos para tratar trastornos psicóticos.
- ✓ Diuréticos.
- ✓ Medicamentos para tratar el alcoholismo.
- ✓ Estrógenos.
- ✓ Vasopresina.
- ✓ Anticonvulsivos.
- ✓ Antiandrógenos no esteroides.
- ✓ Medicamentos para el asma.
- ✓ Sustancias estimulantes.
- ✓ Fármacos para la depresión.
- ✓ Medicamentos que favorecen la descomposición de otros fármacos en el hígado.
- ✓ Anticoagulantes.
- ✓ Nicotina.
- ✓ Neuroprotectores.
- ✓ Medicamentos sedantes.
- ✓ Fármacos para la diabetes.
- ✓ Píldoras anticonceptivas.
- ✓ Hierro.
- ✓ Magnesio.
- ✓ Naranja amarga.

Remedio N° 4: Té de guaraná

La guaraná es un arbusto trepador de tallo flexible cuyos frutos tienen la forma de una semilla de nuez, cuando ha madurado se convierte en una baya de color marrón con una cáscara de roja muy llamativa. Es este fruto el ingrediente de múltiples remedios naturales.

Los indígenas brasileños utilizaban las semillas de guaraná para preparar una bebida estimulante porque en su composición química hay una importante cantidad de cafeína, incluso más que en el café pero su absorción en el organismo es más lenta y duradera.

Los efectos se aprecian luego de los 15 minutos de haber sido ingerido y se estima que en adultos saludables el tiempo que requieren los principios activos para ser expulsados es de alrededor de 4 horas.

La guaraná tiene la capacidad de estimular el metabolismo en un 3 o 5% por lo que su consumo frecuente aumenta el gasto calórico en reposo y es por este motivo que se utiliza ampliamente para la pérdida de peso.

Las semillas son ricas en antioxidantes, sustancias que previenen el envejecimiento y en xantinas, que alteran el sistema nervioso central y aumentan la secreción de ácido gástrico.

Ingredientes

5 gramos de semillas de guaraná trituradas. También puede utilizarse una mezcla comercial que contenga otras plantas medicinales como la pasiflora, vara de oro e hinojo.

1 taza de agua

Preparación

En una olla pequeña o en una tetera coloca el agua y deja que alcance el punto de ebullición, agrega las semillas trituradas y cocina por 3 minutos, retira del fuego y permite que repose por 5 minutos.

Antes de beber pasa el líquido por un colador. La dosis recomendada es de dos tazas por día antes de las comidas.

Contraindicaciones y posibles efectos secundarios: La Administración de Medicamentos y Alimentos de los Estados Unidos considera que el guaraná es seguro siempre que se tome con moderación.

Hasta el momento no se ha determinado una dosis segura, aunque en varios estudios se ha demostrado que ya con 75 miligramos se obtienen buenos beneficios en los humanos pero esto dependerá del estado de salud de la persona, su peso y de la forma en que se tome.

En dosis altas podría ocasionar las mismas molestias que la cafeína en exceso, es decir, dolor estomacal, palpitaciones cardiacas, dolor de cabeza, presión arterial alta y náuseas.

No debe utilizarse en mujeres embarazadas para evitar el riesgo de parto prematuro o bajo peso al nacer. Tampoco en niños menores de 12 años y personas con problemas cardiacos y gastroduodenales.

Interacción con otros medicamentos.

La guaraná podría interactuar con los siguientes medicamentos ocasionando efectos adversos:

- ✓ Estrógenos.
- ✓ Anticonvulsivos.

- ✓ Píldoras anticonceptivas.
- ✓ Nicotina.
- ✓ Anticoagulantes.
- ✓ Fármacos utilizados para exámenes del corazón.
- ✓ Diuréticos.
- ✓ Medicamentos utilizados para tratar trastornos psicóticos.
- ✓ Medicamentos para el asma.
- ✓ Fármacos para diabéticos.
- ✓ Antibióticos.
- ✓ Personas que toman medicamentos como antidepresivos.

Remedio N°5: Té de flor de Jamaica

A pesar de su nombre, la flor de Jamaica no proviene de este país caribeño sino de África pero fue extendida a todas partes del mundo en los múltiples viajes que se realizaron a este continente.

Ahora la flor de Jamaica se utiliza en la preparación de bebidas refrescantes y sobretodo como remedio natural para la pérdida de peso, es bien conocido que tienen la capacidad de disminuir los niveles de colesterol en la sangre y de normalizar la presión arterial.

Desde luego, no es una planta milagrosa como la gente suele creer sino que actúa como un complemento a una dieta sana y una rutina rigurosa de ejercicio. En estos casos es cuando los resultados son más notorios.

También se utiliza como depurativo, desintoxicante y se sabe que disminuye la absorción de grasa en el intestino evitando que ésta sea asimilada por el cuerpo y acumulada en el tejido.

Tomar una infusión de estas flores con regularidad puede ayudar a la cicatrización natural de las heridas, a disminuir los parásitos y a fortalecer el sistema inmunológico por medio de vitamina A y C. Contiene además hierro, calcio y fósforo así que es muy recomendable en personas que sufren anemia.

A diferencia de otras plantas nombradas anteriormente la flor de Jamaica no contiene cafeína por lo que puede ingerirse como infusión antes de la cena sin que genere insomnio y problemas para dormir.

Ingredientes

1 cucharada de flores de Jamaica secas.

400 ml de agua

Preparación

Coloca el agua en una cacerola o en una tetera y cuando el agua comience a hervir agrega las flores secas, cocina por 3 minutos y retira del fuego.

Antes de beber pasa el líquido por un colador. No se recomienda más de 1 litro al día y de preferencia tomar un vaso antes de las comidas, de manera que se disminuya la absorción de grasas de lo que se va a consumir. También puede tomarse fría pero caliente tienen un efecto más saciante.

Contraindicaciones y posibles efectos secundarios: Este es uno de los remedios más seguros que podrás encontrar, sin embargo, cuando se excede la dosis puede ocasionar dolor de cabeza, molestias estomacales, gases, fatiga, dolor al orinar, náuseas, estreñimiento y zumbido en los oídos.

Estos síntomas también pueden experimentarse cuando se utilizan tinturas de flor de Jamaica, que son más concentradas y con menos cantidad se puede exceder la cantidad diaria.

De igual forma, es posible que genere un descenso importante de la presión arterial así que no se recomienda en pacientes hipertensos ni en personas que tomen medicamentos para esta enfermedad.

Interacción con medicamentos.

El hibisco puede interactuar con diversos medicamentos alterando la salud, a continuación te mencionamos algunos de ellos:

- ✓ Píldoras anticonceptivas.
- ✓ Medicamentos para la diabetes.
- ✓ Cloroquina
- ✓ Diclofenac, acetaminofén y otros analgésicos de uso común
- ✓ Medicamentos modificados por el hígado

Se recomienda reducir el consumo de flor de Jamaica 2 semanas antes de una intervención quirúrgica porque podría dificultar el control de la glucosa en la sangre.

Remedio N° 6: Té de cola de caballo

La cola de caballo, cuyo nombre científico es Equisetum arvense, es una planta primitiva que posee tallos redondos, ásperos y acanalados, su tamaño puede ser entre 20 y 60 cm, da frutos y flores.

La cola de caballo contiene fitoesteroles, ácido salicílico, ácido cafeico, vitaminas, minerales, flavonoides y sustancias antiinflamatorias. También tiene una gran capacidad diurética por lo que ayuda a disminuir el peso por retención de líquidos.

Se cree que esta planta puede mejorar las funciones linfáticas y circulatorias, por lo que favorece la pérdida de peso de manera saludable. Siempre y cuando no se consuma en exceso es muy seguro para la mayoría de personas saludables.

Ingredientes

1 cucharadita de cola de caballo seca, es decir, aproximadamente 5 gramos.

1 taza de agua

Preparación

Coloca el agua en una tetera u olla pequeña y deja que llegue al punto de ebullición, luego agrega la cola de caballo seca y deja que se cocine por un par de minutos, retira del fuego y deja reposar por 5 minutos.

Antes de beber pasa el líquido por un colador y bebe inmediatamente. No superes las 2 o 3 tazas al día.

Contraindicaciones y posibles efectos secundarios: La cola de caballo es segura cuando se consume de forma moderada y por un periodo de tiempo breve.

A continuación se hace algunas recomendaciones generales sobre su uso:

- ✓ Evitarse en mujeres embarazadas o en periodo de lactancia.
- ✓ No administrarse en niños pequeños o menores de 12 años.
- ✓ Evita la sobredosis porque podría afectar los riñones.
- ✓ Evita en caso de deficiencia de vitamina B.
- ✓ Su uso está contraindicado en pacientes con enfermedad hepática, renal, problemas cardiacos e hipertensión arterial.
- ✓ Evitar en personas con problemas y dependencia hacia el alcohol.
- ✓ Las dosis altas pueden causar diarrea y malestar estomacal.

Remedio N°7: Té de hojas de abedul

El abedul proviene de un árbol y no es una de las plantas más conocidas para perder peso, sin embargo, es una buena alternativa con la que podrás obtener buenos resultados si la tomas con moderación y cuidas tu alimentación.

Las hojas de este árbol favorece mejora la digestión, la eliminación de toxinas y por medio de la orina ayuda al cuerpo a eliminar líquidos en exceso y sustancias tóxicas, así que es una buena alternativa utilizarla con cierta regularidad para limpiar nuestro cuerpo.

El consumo regular de abedul estimula la producción de bilis en el hígado, lo que hace que se mejore el metabolismo de las grasas y que esta se pueda eliminar por medio de las heces, en otras palabras, no será asimilada por tu cuerpo.

Ingredientes

30 gramos de hojas de abedul

1 litro de agua

Preparación

Coloca el agua en una tetera o cacerola y cuando comience a hervir agrega las hojas, cocina por 20 minutos aproximadamente y luego retira del fuego.

Deja que repose la preparación por 10 minutos y pásala por un colador antes de beber. No agregues azúcar ni endulzantes con calorías, a menos que sea miel.

Lo ideal es no superar las 3 tazas al día y es preferible que se ingiera después de las comidas.

Contraindicaciones y posibles efectos secundarios: Como se trata de una planta con efecto diurético el exceso podría ocasionar una deshidratación leve y pérdida de electrolitos.

En grandes cantidades puede aumentar la presión arterial por su contenido de sodio, así que se desaconseja en pacientes hipertensos.

Tampoco se recomienda en mujeres embarazadas, en periodo de lactancia o en personas con alergias hacia algunas plantas.

CAPÍTULO 4. SUPLEMENTOS ALIMENTICIOS

La comunidad científica indica que la única forma en la que se puede bajar de peso de manera saludable es por medio de una alimentación balanceada y una vida más activa, donde se realice por lo menos 150 minutos de actividad física rigurosa a la semana.

Esta fórmula parece sencilla de seguir: no comas de más y muévete en la medida de lo posible haciendo alguna actividad que disfrutes mucho, pero del dicho al hecho hay un largo camino y no siempre resulta tan sencillo como podría llegar a parecer.

Es por esto que en el mercado existe un sinfín de productos que aseguran que te pueden ayudar a perder peso de manera rápida y casi milagrosa. Esto lo hemos escuchado hasta el cansancio en la televisión y tal vez algunos de nuestros familiares y amigos nos han recomendado un producto en particular para alcanzar nuestra meta.

Más allá de lo mucho que nos gustaría que existiese un producto mágico y económico para adelgazar, la realidad es que cualquier sustancia que se venda como un milagro es sospechosa y posiblemente cause un efecto indeseado en la salud porque el cuerpo opera por medio de un sistema delicado y al alterarse las consecuencias son lamentables.

Tu cuerpo absorbe, metaboliza y almacena grasa porque es su naturaleza, es un mecanismo de preservación: crea una reserva para los momentos en que el alimento sea escaso y la demanda energética no pueda ser cubierta.

No es posible hacerle entender al organismo que no pasaremos por periodos largos de ayuno y que no es necesario que acumule grasa porque en el futuro tendremos suficiente alimento, así que la única solución existente es moderar la forma en que nos alimentamos.

Desde luego sí hay algunas sustancias que favorecen o no la acumulación de grasa bloqueando la absorción de lípidos, acelerando el metabolismo o inhibiendo el apetito, pero no son soluciones definitivas, son tan solo una ayuda o complemento a una alimentación balanceada y vida activa.

En otras palabras, no hay atajos, por lo que en las próximas páginas te daremos a conocer los suplementos nutricionales que verdaderamente pueden ayudarte a cumplir tu objetivo y los posibles riesgos asociados, de manera que tomes las precauciones necesarias para no afectar tu salud.

¿Qué son los suplementos dietéticos?

Los suplementos dietéticos son preparados sintéticos que contienen vitaminas, minerales, aminoácidos o enzimas, en algunos casos se fabrican a partir de plantas medicinales procesadas, como ocurre con los suplementos de diente de león que se consiguen en la mayoría de farmacias.

La presentación de los suplementos puede ser muy diversa, a nivel comercial existen tabletas, cápsulas blandas, polvos, líquidos y perlas que se toman en una dosis única diaria o en varias con una concentración más pequeña. En cualquier caso, no sirven para curar una enfermedad.

Los suplementos no son medicina, es decir, no se pueden recetar para aliviar alguna molestia, síntoma o revertir algún proceso patológico, su función es aportar las sustancias carentes en el organismo y su tiempo de uso es reducido a menos de que un médico profesional indique lo contrario.

Por ejemplo, se puede recetar un suplemento alimenticio de hierro a un paciente que luego de un resfrío, una intervención quirúrgica o nutrición deficiente presente anemia. Al cabo de algunas semanas será retirado, cuando sus niveles de hemoglobina en sangre alcancen un nivel adecuado.

Los suplementos no pueden reemplazar una dieta balanceada y en el caso de la pérdida de peso no pueden ser un sustituto para los alimentos bajos en calorías o el ejercicio regular.

¿Es totalmente seguro tomar suplementos?

No, lo cierto es que tomar suplementos alimenticios no es totalmente seguro, incluso si se trata de vitaminas y minerales indispensables para el funcionamiento del organismo.

En el cuerpo humano –y en el de todas las especies animales –las concentraciones de todas las sustancias como vitaminas, minerales, hormonas, aminoácidos, enzimas y proteínas son específicas y cuando una exceso o carencia comienzan los problemas de salud.

Si tomas más vitamina de la que necesitas generarás una hipervitaminosis, que es una alteración o trastorno orgánico producido por la administración excesiva de esta sustancia. Los síntomas más comunes en estos casos son pérdida del cabello, resequedad en piel y labios, irritabilidad, problemas digestivos y hepáticos.

Lo mismo sucede con el resto de sustancias del cuerpo porque los suplementos contienen ingredientes activos con fuertes efectos biológicos, además, hay algunas situaciones que podrían potenciar el riesgo como:

- ✓ Combinar dos o más suplementos en un mismo día.
- ✓ Sustituir los suplementos por fármacos recetados.
- ✓ Combinar los suplementos con medicamentos con los cuales tienen una interacción importante.
- ✓ Tomar suplementos antes de una intervención quirúrgica.
- ✓ Tomar suplementos durante el embarazo o la lactancia materna.

Se trata de productos de salud no regulados y de venta libre.

Los suplementos alimenticios de cualquier tipo no están regulados por la Administración de Medicamentos y Alimentos (FDA) y son de venta libre, es decir, cualquier persona puede comprarlos e ingerirlos por voluntad propia sin la previa revisión y consentimiento de un profesional de la salud.

En otras palabras, los productos que se comercializan son están revisados por la FDA y no se ha determinado mediante procesos rigurosos que son totalmente eficaces. Esto es responsabilidad de los comerciantes.

Los fabricantes de los suplementos son los encargados de crear productos de calidad y de asegurarse que no contengan contaminantes, impurezas y que cumplan con todos los requisitos de embasamiento y las Buenas Prácticas de Manufactura, pero tampoco garantizan que sean totalmente efectivos.

En caso de que se modifique la fórmula de los suplementos o se agregue un nuevo ingrediente se notifica a la FDA y éste organismo se encarga de revisar el informe más no emite una aprobación, se limita a comprobar que su uso sea seguro.

Si se produce un problema grave por el consumo de un suplemento la persona o las personas afectadas deben informar a la FDA, quien revisará los casos y determinará si es necesario o no suspender la venta del producto o si se trata de un engaño.

¿Es recomendable utilizar pastillas para adelgazar?

Las pastillas para adelgazar también parecen una opción muy atractiva para las personas que intentan bajar de peso y quieren un poco de ayuda en este proceso que a veces parece arduo.

En cualquier farmacia, tienda naturista e incluso en las páginas de compra y venta más famosas de internet como Amazon y Aliexpress, puedes encontrar miles de pastillas y píldoras quemagrasa que aseguran la pérdida de peso rápida y sin esfuerzo.

Según la Sociedad Española para el Estudio de la Obesidad (SEEDO), los tratamientos para la obesidad son casi el 20% del gasto farmacéutico a nivel mundial pero los expertos en salud señalan que no hay ensayos clínicos que demuestren que son totalmente eficaces, de hecho aseguran que no dan resultados a menos de que no se hagan cambios significativos en el estilo de vida.

Suplemento N°1: Cafeína

La cafeína es una sustancia natural que se encuentra en el café, cacao, hierba mate y en el té, también se fabrica de manera sintética para la creación de bebidas energizantes, refrescos de cola y productos farmacéuticos como el ibuprofeno y los analgésicos de venta libre.

Esta sustancia tiene la capacidad de estimular el sistema nervioso central aumentando el estado de vigilia y de alerta, es por esto que el café se ha convertido desde hace muchos siglos en una bebida típica en las mañanas o en las noches cuando se tiene un trabajo que implique mantenerse despierto.

Además de evitar el sueño, la cafeína puede incrementar el nivel de energía de una persona y acelerar el metabolismo de manera que sea más sencillo quemar calorías. De igual manera, por su efecto energizante puede ser muy útil para las dietas hipocalóricas estrictas donde la persona tiende a sentirse cansada y sin energía.

Los suplementos dietéticos con cafeína pueden ayudarte a bajar de peso a no subir a largo plazo porque mejorarán tu rendimiento en los entrenamiento, sin embargo, como se trata de una sustancia adictiva corres el riesgo de desarrollar dependencia.

En términos generales la dosis segura ronda entre los 400-500 miligramos diarios y cuando se excede esta cantidad pueden aparecer problemas para dormir, nerviosismo, irritación y temblores en las manos.

Contraindicaciones: La cafeína está contraindicada en mujeres embarazadas porque en exceso aumenta las probabilidades de bajo peso al nacer y de muerte súbito del recién nacido. Tampoco se aconseja durante la lactancia porque puede llegar al bebé por medio de la leche materna.

La cafeína en exceso puede producir alteraciones estomacales como dolor en el abdomen, acidez, flatulencias, diarrea o agudizar trastornos previos como la gastritis o úlceras.

Por último, esta sustancia actúa como un diurético por lo que al ser tomada en grandes cantidades puede producir deshidratación y pérdida de electrolitos.

Suplemento N°2: Té verde

El té verde, junto con el té negro, es una de las preparaciones más comunes para la pérdida del peso y se comercializa en distintas presentaciones como concentrados, cápsulas y hojas secas para té.

El té verde proviene de las hojas de *Camellia sinensis*, que se caracteriza por contener una gran cantidad de catequinas, que son derivados de flavonoides y como hemos visto anteriormente esta sustancia promueve la pérdida de peso en el organismo.

Según los investigadores, la epigallocatequinagallato (EGCG) es la responsable de acelerar el metabolismo y favorecer la quema de grasa, en esta variedad de té está disponible en grandes cantidades por lo que a esto se debe su efecto.

El té verde actúa como estimulante y diurético, la primera sustancia te hará sentir más lleno de energía y la segunda te ayudará a eliminar líquidos y toxinas que se acumulen en tu cuerpo.

Además de esto, tiene propiedades termogénicas, es decir, que promueve la oxidación de las grasas por medio de la reducción de los carbohidratos pero no aumenta el ritmo cardiaco así que los pacientes hipertensos o con complicaciones cardiovasculares no corren ningún riesgo con su uso.

Contraindicaciones: El té verde no está exento de efectos secundarios a pesar de ser muy saludable y benéfico, a continuación mencionamos los posibles problemas derivados de la sobredosis:

- ✓ Insomnio y problemas para dormir debido al alto contenido de cafeína.
- ✓ Acidez estomacal.
- ✓ Náuseas y vomito.
- ✓ Dolor de cabeza.
- ✓ Irritabilidad y mal humor sin razón aparente.
- ✓ Mareo, confusión y dificultad para concentrarse.
- ✓ Anemia porque el té tienen la capacidad de inhibir la absorción de hierro, para evitar esto debe consumirse por lo menos dos horas después de cada comida.
- ✓ Daño hepático.
- ✓ Ansiedad.
- ✓ Interacción con otros medicamentos como la sibutramina, que se usa en el tratamiento de la obesidad.

Suplemento N°3: L-Carnitina

L-carnitina es una molécula que el cuerpo produce de manera natural y que se fabrica a nivel comercial para crear suplemento o incluirse en bebidas para deportistas. Es fundamental para que el cuerpo pueda aprovechar la energía pero no debe confundirse con la insulina, que es una hormona y permite el paso de la glucosa a las células.

La función de la L-carnitina es hacer que las grasas entren en las mitocondrias, que son la parte de la célula que se encarga de generar energía. Se fabrica en el cuerpo por medio de la vitamina C y la lisina, que es un aminoácido, también está presente en algunos alimentos como la carne de origen bovino.

La falta de L-carnitina en el organismo puede favorecer el aumento de tejido adiposo y un nivel bajo de energía, también disminuye el rendimiento de una persona en su trabajo o práctica deportiva.

Un suplemento de L-carnitina puede ayudar a disminuir la destrucción de masa muscular por dietas incorrectas o exceso de actividad demandante, es decir, actúa como anticatabólico.

También puede mejorar el rendimiento en los deportes como ciclismo o carrera porque afecta de manera positiva el consumo de oxígeno en el cuerpo, favorece la recuperación, acelera el metabolismo aeróbico de los carbohidratos y disminuye el daño en los músculos.

Según los especialistas en salud, los beneficios de la L-carnitina pueden aprovecharse con un consumo inferior a 4 gramos diarios y luego de seis meses de hacer ejercicio intenso.

Contraindicaciones: No existen estudios que demuestren que la L-carnitina tenga efectos nocivos sobre la salud a menos de que la persona tenga hipersensibilidad a alguno de sus componentes, aun así no debe sobrepasarse la dosis indicada ni prologarse su ingesta por más tiempo del necesario.

Se sabe que algunas personas con epilepsia pueden experimentar un aumento en las convulsiones por lo que uso debe estar supervisado por un médico profesional.

Los pacientes con insuficiencia cardíaca o neuropatías periféricas, no deberían tomar este componente quema grasas porque podría agudizar los síntomas de la enfermedad. Tampoco se recomienda en mujeres embarazadas o en periodo de lactancia.

Algunos efectos secundarios que pueden derivar de un alto consumo de L-carnitina son:

- ✓ Fiebre.
- ✓ Hiperhidrosis, es decir, sudor excesivo.
- ✓ Dolor abdominal.
- ✓ Diarrea.
- ✓ Gastritis.
- ✓ Vómitos y náuseas.

Como se trata de una sustancia que se produce naturalmente en el cuerpo se considera bastante segura. Pueden hacerse dos o tres dosis diarias antes de las comidas o media hora antes de comenzar con el entrenamiento.

Suplemento N°4: Chitosán

El chitosán es una sustancia que se extrae de la concha de los crustáceos marinos, es decir, cangrejos, camarones y langostas. Se trata de una fibra que nuestro cuerpo no tiene la capacidad de asimilar pero que tiene la interesante propiedad de absorber las grasas.

El chitosán actúa como una "esponja" que absorbe la grasa presente en los alimentos, se estima que el porcentaje capaz de captar se aproxima al 30% y además como es una fibra tiene efecto saciante que hace sentir llenura por varias horas luego de comer.

Cuando esta sustancia llega al medio ácido del estómago, se disuelve y la gelatina resultante envuelve a las grasas del bolo alimenticio formando una sustancia que nuestro cuerpo no puede asimilar.

Así pues, las grasas en la comida se vuelven indigeribles y se expulsan en las heces pero no influye de ninguna manera en la grasa que ya hay acumulada en nuestros tejidos.

A pesar de que parece una sustancia milagrosa el chitosán no tiene la capacidad de adelgazar o favorecer la pérdida de peso, sino que se utiliza como complemento a la dieta y el ejercicio para reducir la cantidad de grasa que entra en el organismo, sin estos dos elementos no tendría efecto alguno en la balanza.

Si se lleva una dieta balanceada no es necesario tomar un suplemento de este tipo porque el organismo necesita de cierto porcentaje de grasa para poder funcionar de manera adecuada. Se podría utilizar si por motivos de trabajo debemos viajar y comer afuera y no queremos arruinar nuestros progresos o durante los días festivos.

Ten en cuenta que si tomas chitosán como suplemento no debes consumir vitaminas liposolubles, ácidos grasos esenciales, minerales y algunos medicamentos porque podría evitar su correcta absorción en el organismo.

Suplemento N°5: Glucomanano de Konjac

El glucomanano de Konjac es un polisacárido natural que se obtiene a partir del *Amorphophallus Konjac*, que es un arbusto pequeño.

Se utilizaba tradicionalmente en periodos de hambruna en Asia porque genera sensación de saciedad pero hoy en día se aprovecha su capacidad para retener agua en las dietas adelgazantes.

Cuando se toma glucomanano con agua aumenta su volumen dentro del estómago y por esto genera la sensación de llenura, algo similar sucede con algunos cereales como la avena y la cebada, así que podríamos decir que se trata de un producto seguro y con pocas probabilidades de causar daños en la salud.

En el mercado existen diversos productos adelgazantes que dentro de su composición incluyen glucomananos y responden a diferentes necesidades, por lo que es necesario hacer una investigación antes de ingerir cualquier suplemento de este tipo.

Por lo general los suplementos de glucomananos van dirigidos a la pérdida de peso y disminución del apetito pero también hay productos con este componente para tratar diarreas o estreñimiento, que son dos afecciones notoriamente diferentes.

Contraindicaciones: Uno de los posibles efectos secundarios de la sustancia es que puede generar flatulencias por la dificultad que sugiere digerirlo y dolor abdominal por la misma razón.

Cuando se toma es importante beber grandes cantidades de agua con el fin de evitar que se forme una masa que pueda producir obstrucción en las vías intestinales. Por este mismo motivo debe tomarse en dosis controladas y no excederse.

En caso de tomar medicamentos es preferible consultar con un médico profesional antes de iniciar un tratamiento y como medida general debe tomarse una hora o una hora después de cada fármaco para evitar posibles interacciones.

Suplemento N°6: Garcinia cambogia

La *garcinia cambogia*, también conocida como *garciniagummi-gutta*, es una planta común en el sur de la India. En este país se utiliza como especia en la gastronomía y para tratar diversas afecciones como la hepatitis, problemas digestivos e infecciones bucofaríngeas.

Se utiliza para la fabricación de suplementos porque tiene la capacidad de acelerar el metabolismo y de producir una sensación de llenura, como sucede con la planta mencionada anteriormente.

Así pues, se trata de un componente ideal para las dietas de adelgazamiento y las dietas de mantenimiento de peso porque evita la sensación de hambre y ansiedad que puede llevar a una persona a comer más y subir de peso cuando ya estaba cerca de sus objetivos.

Se cree que la *garcinia cambogia* tiene la capacidad de inhibir la enzima ATP-citratoliasa, que es clave para convertir los carbohidratos de más en grasa dentro del organismo, en otras palabras, la garcinia evita que el cuerpo convierta en grasa las calorías extra de manera que no se genere un aumento de peso.

El motivo por el cual es más útil en las dietas de mantenimiento es porque al bajar de peso se utilizan regímenes hipocalóricos donde no hay espacio para calorías de más, de esta manera el efecto de la garcinia no sería útil ni se aprovecharía por completo.

En cambio, cuando ya se ha logrado la talla ideal el objetivo es no subir de peso e incorporar más alimentos a la dieta por lo que sería una buena idea emplear un agente regulador.

Contraindicaciones: En términos generales la *garcinia cambogia* es una sustancia segura aun cuando se toma de manera prolongada pero no se recomienda en pacientes con diabetes o pre-diabetes.

De cualquier forma siempre es aconsejable consultar con un profesional de la salud antes de iniciar el consumo, sobre todo cuando se sigue un tratamiento farmacológico porque podría interactuar aumentando o disminuyendo la eficacia de los medicamentos.

La FDA ha retirado del mercado algunos suplementos con garcinia, porque con un uso continuado y excesivo algunas personas presentaron daño hepático.

Algunos efectos secundarios del consumo de *garcinia cambogia* son:

- ✓ Problemas estomacales en personas con intolerancia a la vitamina C.
- ✓ Interacción con medicamentos.
- ✓ Problemas durante el embarazo y la lactancia.
- ✓ Estreñimiento.
- ✓ Náuseas.
- ✓ Dolor de cabeza.
- ✓ Diarrea.

Si con la primera dosis se observa alguna de estas reacciones debe suspenderse su uso y si persisten las molestias debe buscarse atención médica. No se debe administrar a los niños y menores de edad.

Suplemento N°7: Orlistat

El orlistat es un medicamento que se vende con o sin receta médica, en la primera versión su efecto es más suave mientras que en la segunda es más potenciado por lo que se requiere supervisión médica.

Es un medicamento que se utiliza junto con una dieta personalizada baja en calorías y grasa, además de un programa de ejercicio intenso. Se emplea principalmente para favorecer la perdida de grasa.

El orlistat también se receta en personas con sobrepeso y diabetes, colesterol alto, enfermedades cardiacas y presión arterial alta. En algunos casos se receta en personas que ya bajaron de peso con el fin de evitar que aumenten nuevamente porque actúa como un inhibidor de las lipasas, es decir, impide que la grasa sea absorbida y se elimina por las heces.

La presentación más común es en cápsulas que se administran por vía oral tres veces cada día y en compañía de las comidas principales, ya sea durante o justo después hasta un periodo máximo de una hora.

La dosis del medicamento puede reducirse si la comida es baja en grasa, es una porción muy pequeña o no se realizó ninguna comida.

Contraindicaciones: El orlistat con o sin receta puede ocasionar algunos efectos secundarios, el más frecuente de ellos es la evacuación de los intestinos y ocurre durante las dos primeras semanas, cuando el paciente se acostumbra al tratamiento.

En caso de que no desaparezcan los síntomas debe consultarse con un médico profesional al igual que si aparece:

- ✓ Heces muy blandas.
- ✓ Aumento en la cantidad de evacuaciones.
- ✓ Necesidad urgente de ir al baño y poco control de esfínteres.
- ✓ Gases con manchado de aspecto grasoso.
- ✓ Manchas de aspecto grasoso en la ropa interior.
- ✓ Dolor en el recto.
- ✓ Dolor de cabeza.
- ✓ Irregularidad en los periodos menstruales.
- ✓ Dolor de estómago.
- ✓ Ansiedad.

Suplementos de proteína ¿Pueden ayudarte a adelgazar?

Los batidos de proteína se han convertido en una bebida muy popular cuando se hace ejercicio, anteriormente eran utilizados por los deportistas de alto rendimiento pero hoy en día cualquier persona puede emplearlos cuando va al gimnasio o entrena cualquier deporte.

Anteriormente se utilizaban los suplementos de proteína en las disciplinas de alto rendimiento para favorecer la creación de músculo y con esto mejorar el desempeño del atleta, ahora también se utilizan para bajar de peso y adelgazar.

Es posible utilizar estas preparaciones para adelgazar, sin embargo, debe usarse de manera adecuada y estar acompañadas de ejercicio aeróbico y de fuerza, de otra manera solo puede favorecer la acumulación de grasa.

Diversos estudios demuestran que el aumento en la cantidad de proteína en la dieta ayuda en la pérdida de peso, de masa magra y preservación del músculo, también en la reducción de la presión arterial, nivel de triglicéridos en sangre y diámetro de la cintura, que es un indicativo de riesgo de diversas enfermedades.

La cantidad de proteína diaria indicada para adelgazar está entre 1 y 1,4 gramos por cada kilo de peso corporal y lo ideal es alcanzar esta medida por medio de la alimentación pero en los casos de ejercicio intenso se puede utilizar la ayuda de un suplemento.

Fíjate en que el producto que vas a elegir no tenga azúcar añadido ni edulcorantes artificiales, es mejor elegir aquellas proteínas que provienen del suero de la leche o están hechas a bases de arroz integran, guisantes y están endulzadas con stevia, que no contiene calorías y no tiene un sabor empalagoso.

La recomendación de los nutricionistas es tomar este tipo de batido entre la comidas, cuando aparece la ansiedad por comer, de esta manera te sentirás saciado y evitarás comer por impulso alimentos hipercalóricos, como las chucherías y postres.

También es recomendable beberlas luego de los entrenamientos intensos para proveer al cuerpo de sustancias necesarias para la reparación muscular. En cualquier caso los batidos de proteína no pueden suplantar las comidas porque no contienen fibra, vitaminas, minerales y otros nutrientes indispensables para el cuerpo.

CAPÍTULO 5. MEJORES RUTINAS DE EJERCICIOS

Si quieres adelgazar de forma definitiva tienes que eliminar de manera paulatina los depósitos de grasa de tu cuerpo, además de las reservas energéticas inmediatas, que son la glucosa en forma de glucógeno que se almacena en el hígado y en los músculos.

Las dietas hipocalóricas muy restrictivas donde los carbohidratos se llevan a una cantidad mínima, producen una pérdida de peso muy rápida las dos primera semanas pero en cuanto se abandone el régimen los kilos de más regresarán como fantasmas de un pasado tormentoso.

Esto sucede principalmente porque cuando el cuerpo utiliza el glucógeno elimina mucha agua, en otras palabras, estás perdiendo líquido. No es hasta la tercera semana de una dieta hipocalórica que el organismo acude a las reservas de grasa y aún se corre el riesgo del efecto rebote.

Con el ejercicio físico las reservas de grasa se queman de manera más rápida y menos sacrificada, porque aún debes comer carbohidratos para mantenerte en pie, además, el riesgo de que la grasa vuelva desaparece si se ha creado músculo.

Por esto es mejor evitar los caminos fáciles y elegir una actividad deportiva que sea de tu agrado porque no solo te divertirás cuando la practiques varias veces a la semana, sino que será la única manera de asegurar que el sobrepeso se haya ido de una vez por todas.

Perder peso no siempre significa que pérdida de grasa

Una persona puede perder peso y lucir más delgada pero esto no quiere decir que haya grasa, si llevó a cabo una dieta muy restrictiva y realizó poco ejercicio es probable que hay perdido un porcentaje de su grasa corporal pero que también hay perdido un porcentaje de músculo.

El peso de una persona está compuesto por su masa corporal, masa ósea, sus órganos y su grasa acumulada. La masa corporal, es decir, la musculatura y la grasa son los factores más modificables por lo que al hablar de peso y talla de una persona se hace referencia a la proporción de estos elementos.

El organismo puede perder tanto músculo como grasa al seguir una dieta y esto no es aconsejable, porque si la pérdida de masa muscular es muy grande o se mantiene por mucho tiempo es posible que aparezcan algunos problemas como fatiga, debilidad generalizada, dolor corporal y apatía.

También hay ejercicios y regímenes alimenticios con los que se busca la hipertrofia muscular, es decir, el crecimiento y ensanchamiento de la musculatura pero esto normalmente tiene lugar luego de que se ha perdido grasa o al menos un buen porcentaje de ella.

¿Se puede adelgazar tan solo haciendo ejercicio?

La idea de perder peso solo a base de ejercicio es desaconsejable, y la receta que proponen todos los especialistas incluye actividad física y alimentación. "Para perder grasa, si se está obeso o se tiene sobrepeso, siempre hay que conseguir un balance de calorías negativo y, por tanto, lo ideal claramente es combinar dieta y ejercicio: producir una reducción de la ingesta calórica y aumentar el gasto calórico", dice Monereo. Aunque es cierto que llega un momento en el que la actividad física marca la diferencia: "Probablemente en la fase inicial de pérdida de peso es más importante comer menos y en la de mantener el peso es más importante gastar más y hacer más ejercicio". En todos los casos, no tener prisa ayuda.

Si tienes 5 horas libres a la semana para hacer deporte, una voluntad de hierro para convertir la idea en un hábito y un cuerpo que aguante tanto tute, puede ser tentador centrarte en la cinta de correr sin pensar mucho en la dieta. No es una apuesta ganadora, advierte el entrenador personal Adrián Molinero: "Adelgazar es un objetivo multifactorial que depende de cuántos días entrenes, de cómo entrenes, de qué comas y de que haya un balance energético negativo"

Molinero señala que "para quemar más o menos un kilo de grasa pura, la estimación son unas 7.000 calorías netas", y que, para conseguirlo, "se suele establecer un déficit calórico de entre 300 y 500 calorías al día". No se trata tanto de cuánto peso uno quiere perder a la semana, sino de cuánto tiempo planea dedicar a reducir ese kilo de grasa: "Que quieres hacerlo reduciendo 500 calorías al día, pues tardarás unas dos semanas. Si quieres ser menos restrictivo, se puede establecer un déficit de 300 diarias, con lo cual se tardaría un mes, más o menos".

En todo caso, no es aconsejable apretar de más con el déficit calórico, pues se corre el riesgo de alterar el sistema hormonal y sufrir el archiconocido efecto rebote. "La gente cree que bajar peso rápido es bueno, pero en realidad hay que hacerlo de una forma escalonada en la que tu cuerpo cambia lenta, pero realmente", apunta Molinero. El límite que los científicos marcan es de, como muchísimo, un kilo (de grasa) a la semana. "Perder peso y adelgazar correctamente es perder principalmente grasa, que es un tejido que proporcionalmente pesa poco porque no tiene agua. Por tanto, perder entre medio y un kilo por semana de grasa es una reducción muy importante relacionada con la obesidad y es la mejor manera de que no aparezcan los mecanismos compensatorios que producen el efecto rebote", concluye Susana Monereo.

¿Se puede adelgazar haciendo solo ejercicio?

Mientras que algunos apuestan erróneamente a adelgazar con dietas hipocalóricas otros pretenden bajar de peso tan solo haciendo ejercicio y si bien ambas propuestas pueden funcionar, es poco probable que los resultados sean sostenibles.

Según un estudio publicado en la prestigiosa revista Medicine & Science in Sports & Exercise (6), para perder peso necesitamos gastar más de 1.000 calorías a la semana, específicamente, se debe hacer por lo menos cinco horas de ejercicio de intensidad moderada si no quieres hacer cambios muy drásticos en tu forma de comer.

Los científicos a cargo de esta investigación explican que estas 1.000 calorías son la energía máxima que pide el cuerpo tras una rutina rigurosa de ejercicio para realizar una compensación calórica, es decir, es el alimento que pide para poder reponerse.

De esta manera, una persona que queme en la semana 1.500 calorías y no haga un control muy estricto de lo que come, su organismo le pedirá 1.000 calorías para reponerse por lo que al final habrá reducido 500 calorías de grasa, esta es su ganancia por los ejercicios realizados.

Esto es así aun cuando el gasto energético sea mayor, es decir, si en lugar de 1.500 se queman 3.000 calorías en la semana, el gasto calórico que contribuirá a la pérdida de peso es de 2.000.

Para llegar a esta conclusión se utilizaron a 44 adultos hombres y mujeres sedentarios y con sobrepeso a los cuales se les sacó la sangre en diversas ocasiones para monitorear los niveles de ciertas hormonas encargadas de regular el apetito.

A la mitad de los participantes se les pidió que hicieran ejercicio dos veces a la semana durante una hora y media, para hacer una quema calórica de 750 por cada sesión. Su gasto total sería de 1.500 calorías.

La otra mitad entrenó durante 40 o 60 minutos seis veces a la semana, gastando aproximadamente 500 calorías en cada ocasión y su gasto fue el doble en comparación con el primer grupo, es decir, 3.000 calorías.

Luego de 12 semanas los científicos observaron que los niveles de leptina, que es la hormona responsable de la saciedad, habían descendido de manera importante en el segundo grupo, lo que sugería que estos individuos controlaban mejor las ganas de comer.

La leptina desciende para estimular el hambre cuando perdemos de peso con el objetivo de reabastecer las reservas del cuerpo, es un mecanismo natural que tiene por objetivo la preservación a pesar de que nuestro objetivo sea adelgazar, sin embargo, en los individuos obesos este nivel no parece alterarse cuando pierden algunos kilos por medio del ejercicio intenso, por lo que el hambre compensatoria no aparece.

Aún hace falta más investigación al respecto, aclaran los investigadores, porque el trabajo se realizó con una muestra reducida, sin embargo, su recomendación sigue siendo que la manera más efectiva de perder peso es por medio del ejercicio regular y de intensidad moderada.

Para muchas personas sedentarias, con sobrepeso y obesidad resulta un poco difícil mantener 6 horas de ejercicio moderado a la semana, pero podrían dedicar un tiempo para acostumbrarse y aumentar su resistencia y la intensidad de la rutina de manera gradual.

¿Cuáles son los ejercicios ideales para perder peso?

Para quemar calorías a corto plazo el ejercicio aeróbico es el más indicado, que vendría siendo aquella actividad que aumente la frecuencia cardiaca y aseguran un aumento del gasto calórico mientras se ejecuta, en otras palabra, supone un esfuerzo mantenido.

Los ejercicios aeróbicos te ayudan a quemar los depósitos de grasa a partir de 30 minutos de ejecución, así que en un entrenamiento enfocado a la pérdida de peso la medida mínima debe ser de 45 minutos.

Este tipo de actividad favorece la tonificación muscular y activan y aceleran el metabolismo, son los ejercicios que te ayudarán a reducir la circunferencia de la cintura y a lucir una pierdas y brazos más delgados.

Hay muchos deportes que se consideran ejercicios cardiovasculares, por ejemplo, el futbol, baloncesto, tenis, además de los clásicos ejercicios aeróbicos de natación, ciclismo, caminata, atletismo y baile.

Todos estos deportes repercuten de manera inmediata en nuestro peso siempre y cuando se ejecuten de la manera correcta y se lleve una alimentación balanceada, sin embargo, no pueden ser a única herramienta a emplear para la pérdida de peso porque con el tiempo estos ejercicios se vuelven ineficaces y entonces se pierde músculo en lugar de grasa.

Con el tiempo tus músculos se acostumbran a cierto tipo de movimiento, se hacen más fuertes y consumen menos energía, por lo que queman menos calorías y el metabolismo se hace más lento, así que conviene variar de una actividad a otra.

Además de esto, el reposo y los periodos de recuperación son importantes, por lo que no se recomienda hacer el mismo tipo de ejercicio por dos días seguidos.

A continuación te presentamos algunas actividades que puedes realizar para variar tu rutina y especificamos el gasto calórico aproximado por cada sesión.

Ejercicio N° 1: Subir y bajar escaleras

Si vives o trabajas en un edificio con varios pisos puedes despedirte del ascensor y comenzar a hacerte amigo de las escaleras o por lo menos, subir y bajarlas un par de veces a la semana para ejercitarte.

Este ejercicio es excelente para ganar resistencia física, tonificar los músculos de las piernas, glúteos y espalda, además si se hace a un buen ritmo durante 30 minutos las calorías quemadas pueden ser hasta 500.

Subir y bajar las escaleras no está recomendado para personas que tengan alguna lesión o debilidad en las articulaciones de las rodillas y tobillos.

El entrenamiento se puede dividir en sesiones de 10 minutos para no sobrecargar las articulaciones y durante una sesión y otra se puede realizar alguna otra actividad.

Ejercicio N°2: Caminata o carrera

La caminata o la carrera es una de las maneras más eficientes de perder peso y mejorar el condicionamiento físico en general incluyendo la resistencia, pero para que sea realmente efectivo mientras se ejecutan deben aumentar la frecuencia cardiaca.

Una manera en que puedes saber si estás realizando la caminata o carrera a un ritmo adecuado es prestar atención a si puedes mantener una respiración constante y puedes hablar mientras caminas o corres, pero no cantar o silbar.

El gasto calórico en una caminata varía entre 400 y 500 calorías por sesión, en cambio, la carrera puede sugerir un gasto de entre 500 y 900 calorías.

Correr o caminar a un ritmo constante por más de media hora consecutiva es difícil si llevas una vida sedentaria o hace mucho tiempo que no realizas ejercicio, por lo que una buena idea es alternar la intensidad del recorrido haciendo pequeños periodos de marcha más rápida y otros de marcha más lenta.

Esta recomendación aplica tanto a si utilizas la cinta para correr como si lo haces al aire libre.

Ejercicio N°3: Bicicleta o spinning

La bicicleta, tanto estacionaria como la tradicional, es un ejercicio entretenido que supone una pérdida de peso, además fortalece y tonifica los músculos de las piernas y glúteos rápidamente.

Es uno de las actividades más recomendadas porque su intensidad puede variar mucho y es apta para personas sedentarias. En una hora de pedaleo constante se pueden quemar hasta 500 calorías.

Al igual que sucede con la caminata, a lo largo de tu trayectoria en bicicleta puedes variar la intensidad del pedaleo y la velocidad, de manera de incrementar el gasto de energía total.

Ejercicio N°4: Saltar la cuerda

Saltar la cuerda es uno de los ejercicios más demandantes que hay pero por cada sesión de una hora la quema de calorías puede ser de hasta 650. Si realizas esta actividad en compañía y alternándose con otros movimientos los entrenamientos pueden ser realmente divertidos.

Al practicar el salto de la cuerda debes utilizar un calzado que amortigüe el golpe del pie en el suelo, además, debes mantener la espalda recta y el abdomen contraído para evitar lesiones.

Es recomendable que varíes la forma en que saltas, por ejemplo, hacerlo mientras caminas, en una sola pierna y con ambas, de manera que aumentes la dificultad y no te aburras tan pronto.

Para saber qué tan larga debe ser tu cuerda tienes que pisar la cuerda justo a la mitad y levantar la punta con las manos a lo largo del cuerpo, deben llegar a unos pocos centímetros del hombro.

Ejercicio N°5: Bailar

Bailar es más divertido que saltar a cuerda y es más probable que el tiempo se pase rápido mientras bailas a distintos ritmos. Es la actividad indicada cuando no tienes ganas de hacer una rutina rigurosa y repetitiva.

También es una excelente forma de motivar a las personas de tu entorno a participar en actividades que te ayuden a bajar de peso, puede que no se animen a levantarse a las 6:00 am a caminar pero que tal vez quieran apuntarse en unas clases de baile el fin de semana.

Una clase de baile de una hora puede quemar entre 500 y 800 calorías, dependiendo del ritmo y el estilo de baile, siendo los más movidos los que implican un gasto mayor, por ejemplo, la salsa, bachata, zumba, flow dance y pole dance.

En internet hay muchas coreografías gratuitas y canales en YouTube que te ofrecen clases completas de zumba y ejercicios para bajar de peso mientras bailas. Estas rutinas son las más adecuadas los días que no quieres salir de casa.

Ejercicio de fuerza para ganar músculo

Los ejercicios de fuerza son aquellos que están enfocados a la ganancia de tono muscular y si bien el aumento de la musculatura en algunos casos supone un par de kilos más, se trata de tejido no graso así que tu forma se verá atlética y tonificada en lugar de aguada.

Los ejercicios de fuerza implican un gasto de energía mientras los realizas y también después debido a la destrucción del sarcómero, que es la fibra de los músculos.

Cuando hacemos este tipo de rutina es común que aparezca dolor e incomodidad días después esto se debe a la ruptura de las fibras y no desaparecerá hasta que se haya repuesto por completo pero mientras está construyéndose de nuevo, quema calorías, incluso si estás sentado en el sillón o trabajando en la computadora.

En estado de reposo los músculos queman más energía para su manteniendo que la grasa, así que si fortaleces todo tu cuerpo quemarás más calorías que si tienes grasa de más o estás muy delgado.

Hay muchos ejercicios de fuerza que no necesariamente implican levantamiento de pesas, básicamente cualquier actividad que genere tensión muscular sirve para este fin, por ejemplo, la calistenia.

A continuación te explicamos algunos ejercicios de fuerza, lo ideal es alternarlos en una sola secuencia y cambiarlos conforme pasen los días, también deberás aumentar el número de repeticiones y la dificultad agregando mancuernas, pesas en los tobillos o sosteniendo botellas de agua.

Sentadillas: El ejercicio típico para tonificar los músculos del tren inferior tiene muchas variantes con o sin peso, incluso en internet existen retos de 21 y 30 días para un cuerpo más estilizado. Para realizarlas simplemente debes imaginar que te sientas en una silla y procurar que tus piernas queden en un ángulo recto.

Push ups: También conocidas como flexiones, debes apoyar las manos y las puntas de los pies en el suelo mientras bajas y subes tu cuerpo lentamente. Existen variantes donde permaneces en la misma posición por varios segundo, se denominan "planchas".

Zancadas: Trabajan los músculos de las piernas, glúteos y espaladas, para aumentar la dificultar puedes hacerlas manteniendo la postura por varios segundos, con peso o repeticiones breves.

Curl de bíceps: Lo realizan principalmente los hombres pero en la rutina de las mujeres también se puede integrar, solo que con menos peso. Consiste en cargar una mancuerna en las manos y flexionar los codos intentando acercar la mano al hombro.

Tracciones: Son los ejercicios que puedes realizar en las máquinas del gimnasio con distintos pesos e intensidades.

Step up: Existen rutinas completas de step up en las que tienes que elevar tus piernas para poner el pie en un cajón de plástico y madera. La elevación constante tonifica los músculos del tren inferior.

Cardio + ejercicios de fuerza, la combinación ideal

La combinación ideal para perder peso es hacer un entrenamiento semanal que incluya cardio y ejercicios de fuerza, es la única manera de garantizar que los resultados se mantendrán a través del tiempo.

Es aconsejable realizar tres series de 12 repeticiones en los ejercicios de fuerza y alternar cada serie con descansos inferiores a un minuto. Otra alternativa es hacer un circuido de 5 ejercicios de fuerza y realizar una serie de cada uno de ellos, este circuito debe repetirse 5 veces sin descanso.

Al finalizar con los ejercicios de fuerza es bueno continuar con 30 minutos de cardio, que puede ser salir a correr, caminar a paso riguroso, andar en bicicleta o hacer algunos ejercicios como squatjum, skipping y jumping jack.

Ejercicio de alta intensidad o HIIT

El ejercicio HIIT, de sus siglas en inglés High Intensity Interval Training, es un entrenamiento de alta intensidad en un periodo de tiempo muy breve, donde se busca dar el máximo del rendimiento. Los periodos de recuperación son muy cortos pero el entrenamiento no supera los 20 minutos.

La duración de cada intervalo dependerá de la condición física de la persona que practique, al igual que la intensidad, por lo general se inicia con 20 segundos y la sesión se extiende como máximo 4 minutos. Este tiempo aumenta conforme se gana experiencia.

En estos ejercicios la exigencia es muy alta así que al practicarse es común que la persona se quede sin aliento, pero se trata de un entrenamiento corto donde debe dar el máximo de su capacidad para que tenga buenos resultados así que conviene hacerlos en los momentos que más energía y disposición tengamos.

¿Por qué el HIIT es tan eficaz para quemar grasa?

En los ejercicios HIIT se aprovecha el efecto EPOC, que hace referencia al consumo de grasa post-entrenamiento. El metabolismo se acelera durante la ejecución de una rutina de HIIT y desciende lentamente conforme transcurren las horas por lo que se siguen quemando calorías aun en estado de reposo.

Según diversos estudios el tiempo que toma el metabolismo en volver a su estado inicial oscila entre las 36 y 48 horas luego de una sesión bien realizada, de manera que el cuerpo quema 15% más de energía en comparación a si no se hubiese hecho ejercicio.

¿Cómo es una sesión de entrenamiento HIIT?

Las sesiones de HIIT deben ser cortas, es decir, no más de 20 minutos para las personas avanzadas y un máximo de 10 para los principiantes, la única condición es que se llegue al máximo de la capacidad física en este periodo de tiempo.

A esta sesión se agrega 10 minutos de calentamiento con ejercicios suaves que activen el cuerpo y abarquen el mayor número de articulaciones posibles y 5 minutos de descanso o vuelta a la calma.

Para los principiantes puede ser difícil seguir una rutina tan exigente por lo que pueden comenzar con cuatro intervalos e ir aumentando poco a poco. En personas con más experiencia no se debe superar los 12 intervalos, la intensidad también puede aumentarse pero no debe exceder los 40 minutos.

Algunos ejemplos de ejercicios HIIT para los principiantes serían: correr en el sitio, jumping jacks, sentadillas, planchas, flexiones, tríceps en silla y burpees, combinando intervalos de la siguiente manera:

Calentamiento: 5-10 minutos (debe ser activo y aumentar poco a poco la intensidad)

Fase de esfuerzo: 15 segundos de alta intensidad

Fase de recuperación: 45 segundos de esfuerzo de intensidad moderada

Duración total: 20 minutos

Otra opción para las personas que se inician en los entrenamientos de este tipo es el tábata, que consisten en realizar ocho intervalos del mismo ejercicio con alta intensidad durante 20 segundos y descansar durante diez. Son rutinas muy breves y sencillas, con ejercicios muy similares a los descritos anteriormente pero son más fáciles de realizar para los principiantes.

Los ejercicios HIIT y de tábata, no se recomiendan más de 3 o 4 días a la semana, y siempre a días alternos.

Desventajas de los ejercicios de alta intensidad

Los ejercicios de alta intensidad pueden ser muy eficientes, sin embargo, hay algunos inconvenientes a tener en cuenta, por ejemplo:

- ✓ Requiere un periodo de tiempo adaptarse a este tipo de ejercicio, sobre todo en los pacientes con obesidad.
- ✓ Genera mucho cansancio y puede resultar desmotivante los días en que nos sentimos con poca energía.
- ✓ No resulta de agrado para las personas que no están acostumbradas a realizar ejercicio con regularidad.
- ✓ Es mejor comenzar con otro tipo de entrenamiento y cuando ya se tenga resistencia incluir el HIIT y el tábata en la rutina.
- ✓ Si no se calienta de manera adecuada y no se tiene una buena condición física el riesgo de lesión es muy alto, además, se trata de ejercicios de rápida ejecución por lo que debes tener un alto nivel de concentración para no lastimarte.
- ✓ Puede aumentar el estrés, si incorporar una rutina de ejercicio a tu vida resulta estresante no es lo más indicado comenzar por el HIIT.

Potencia el efecto quema-grasa en tus sesiones

A continuación te damos algunas recomendaciones para aprovechar al máximo tus sesiones de ejercicio aportando variedad:

- ✓ Alterna ejercicios de fuerza y cardio en una misma rutina cuando ya tengas cierta resistencia, por ejemplo, combina sentadillas con jumping jacks.
- ✓ Agrega mancuernas y pequeñas pesas cuando ya tengas cierta resistencia, esto aumentará la dificultad y permitirá que sigas quemando calorías.
- ✓ Mantente hidratado durante las prácticas, en algunos casos es recomendable utilizar bebidas deportivas que faciliten la absorción del agua y aporten electrolitos, pero esto es solo en sesiones de larga duración como en los maratones y excursiones al aire libre.
- ✓ No hagas deporte en ayunas, es preferible que esperes al menos media hora antes de hacer ejercicio en las mañanas pero que tu cuerpo tenga suficiente combustible para afrontar el entrenamiento.

No te obsesiones con los números de la balanza, recuerda que tu peso corporal está compuesto por tu musculatura y otros elementos. Conforme desarrolles músculo tal vez parezca que tu peso se estanca.

CAPÍTULO 6. EDUCACIÓN PARA PERDER PESO

La talla y el peso son uno de los temas más controversiales en nuestra sociedad porque la publicidad utiliza modelos con belleza fabricada cada vez más inalcanzable y difícil de encontrar en la vida real.

Estamos rodeados de publicidad durante varias horas al día por lo que resulta difícil no hacer una comparación de nosotros mismos con lo que constantemente se nos dice que es "correcto" y "perfecto", así que es muy probable que intentemos copiar una figura que no se acopla con nuestra naturaleza, a pesar de que estemos en forma.

Tener una contextura ósea grande hace que una persona se vea más robusta y sea más pesada que otra persona con una contextura más delgada a pesar de no tener un exceso de grasa. Este es un aspecto que debes respetar por tu salud física y mental.

Es cierto que para estar saludable debes mantener un peso adecuado, que no se encuentra en ser excesivamente delgado como vemos en internet y televisión, ni estar en sobrepeso, como podría suceder si no tu cuidas lo suficiente.

Tu peso ideal es un equilibrio independiente de lo estético, de hecho, a nivel de la medicina hay tres elementos que se utilizan para determinar el peso de una persona: el peso, el índice de masa corporal y la circunferencia de la cintura.

El peso se determina por medio de la báscula y es una referencia útil, sin embargo, hay que tener en cuenta la altura, edad, sexo y densidad ósea, no solo determina la grasa que se pueda tener acumulada.

Por su parte, el índice de masa corporal es la medida que indica si la persona tiene sobrepeso y obesidad. Un alto IMC se asocia con mayor riesgo de enfermedad cardiaca y diabetes tipo dos, pero también puede darse el sobrepeso con exceso de músculo, no por exceso de grasa.

Un médico nutricionista o un endocrino puede ayudarte a determinar tu índice de masa corporal para luego compararlo con una tabla estándar, estos valores son los mismos para hombres y mujeres adultos, hay una especial para menores de 20 años y una para pacientes asiáticos.

Finalmente está la circunferencia de la cintura, que es un valor que se obtiene rodeando con una cinta métrica la cintura del paciente femenino o masculino. Una circunferencia grande indica una acumulación excesiva de grasa y esto es más riesgoso que el tejido adiposo de los muslos y grasa.

Se considera que a más de 40 pulgadas no son saludables en los hombres y más de 35 en mujeres porque el riesgo de síndrome metabólico es mayor, al igual que el de diabetes y enfermedades cardiacas.

¿Cuánto peso se puede bajar en una semana?
En internet hay miles de dietas que aseguran adelgazar hasta 4 kilos o más en una semana y tal vez hayas escuchado a alguien asegurar que es verdad, sin embargo, desde el punto

de vista médico tratar la obesidad de manera definitiva y saludable toma más tiempo.

Las dietas milagrosas, pasar varios días sin comer o reducir de manera abrupta y total la ingesta de carbohidratos no son herramientas útiles para adelgazar, puede que te den algunos resultados a un costo muy elevado y que al cabo de cierto tiempo recuperes ese peso o incluso más.

Los médicos recomiendan que como máximo se pierda un kilo cada semana con un programa personalizado y diseñado por un nutricionista, quien es el único que puede determinar las necesidades de cada paciente y en función de esto crear un balance negativo de energía que garantice la pérdida de peso.

Cabe destacar que no todas las personas adelgazan con la misma rapidez, esto dependerá del metabolismo de cada individuo y de la etapa donde se encuentre por lo que no hay una fórmula mágica que determine que es posible perder X cantidad al mes o a la semana.

Así como la obesidad es producto de varios factores, la pérdida de peso también se relaciona con diversos aspectos, por ejemplo, los varones pierden peso más rápido que las mujeres, los jóvenes ven resultados más rápido que los adultos, aquellos que practican deporte tienen una notoria ventaja, al igual que quienes hacen un régimen dietético por primera vez.

Efecto rebote o 'yo-yó' asociado a la pérdida rápida de peso

Adelgazar rápidamente en poco tiempo puede ocasionar algo conocido como "efecto rebote", que es ganar peso nuevamente de manera abrupta y en la misma o mayor cantidad de la que se había bajado.

Esta es una de las razones por las cuales los médicos no recomiendan las dietas rápidas y milagrosas, además de que existen riesgos importantes para la salud, como deshidratación, alteración del sistema inmunológico y nervioso y debilidad en el sistema digestivo.

La explicación de este efecto está en que el metabolismo decrece cuando no se le aporta la energía suficiente para realizar sus funciones y afrontar las situaciones cotidianas, ante la aparente escasez el cuerpo comienza a procesa de manera más lenta los alimentos que recibe de manera que se pueda aprovechar por más tiempo, esto resulta en una acumulación de grasa.

Además, es muy difícil mantener un régimen dietético demasiado estricto por lo que muchas personas regresan a su alimentación anterior o peor aún, como de más para calmar la ansiedad que el no comer genera.

En otras palabras, seguir una dieta milagro es como luchar contra la naturaleza del cuerpo y utilizar su comportamiento en nuestra contra, en su lugar, debes comprender cómo funciona y descubrir cómo aquellos que come repercute en tu peso y salud en general.

Cualquier plan alimenticio que te asegure perder más de un kilogramo a la semana resulta sospechoso para tu salud e insostenible a lo largo del tiempo, algunos de estos regímenes pueden afectar incluso el corazón por ser altas en proteína de origen animal pero pobres en carbohidratos.

La pérdida de peso puede lograrse con modificaciones en nuestros hábitos y más actividad física, en el caso del sobrepeso y la obesidad el asesoramiento profesional juega un papel muy importante para garantizar la sostenibilidad de los resultados a lo largo del tiempo.

La forma correcta de adelgazar

Para adelgazar de manera correcta debes ser consciente de las costumbres que te llevaron al sobrepeso y la obesidad, así que sería bueno que dedicaras por lo menos una semana a observar tu rutina diaria de manera objetiva y reconociendo los puntos más insalubres de ella, por ejemplo:

- ✓ Tomar helado varias veces a la semana luego de cenar
- ✓ Saltar el desayuno y almorzar en cantidades copiosas
- ✓ Comer demasiado pan, carne roja y salsas
- ✓ Tomar refresco de cola en cada comida
- ✓ Fumar

Si identificas las debilidades de tu régimen podrás hacer modificaciones inteligentes que no representen un sacrificio, sino que por el contrario te sientas satisfecho con las decisiones que hagas, veamos cómo se podría modificar la lista anterior:

- ✓ Tomar una ración de fruta fresca luego de la cena y helado una vez cada semana
- ✓ Preparar un desayuno rápido pero delicioso antes de salir a trabajar, por ejemplo, una taza de avena instantánea

- ✓ Comer carnes blancas en lugar de rojas y ensalada en lugar de pan
- ✓ Tomar té de helado de Jamaica o una infusión en lugar de refresco
- ✓ Masticar un chicle o comer un puñado de frutos secos en lugar de fumar

Estos pequeños cambios son más efectivos que uno drástico que al poco tiempo acaba con tu motivación y fuerza de voluntad, dos aspectos fundamentales a la hora de perseguir una meta y cumplirla.

Es mejor que cada decisión que tomes sea pequeña, progresiva y que establezcas pequeños objetivos semanales que puedas lograr a experimentar la frustración de no haber cumplido tus expectativas.

Así pues, la reducción en la ingesta de calorías podría comenzar con 500 calorías diarias en nuestra dieta habitual, que no representan una cantidad muy elevada pero tampoco demasiado baja.

También es importante que cuides las raciones y porciones de lo que comes, para esto existen distintos métodos sencillos que cualquiera puede aplicar en un par de minutos, por ejemplo, el método del plato o el plato de Harvard.

Es fundamental que desde el inicio sigas lo más que puedas un horario de comidas para que evites la tentación de comer entre comidas, cuando la tentación más grande son las golosinas y postres.

Aspectos que influyen en la ganancia de peso

Comer en exceso e ingerir alimentos hipercalóricos son los principales responsables del sobrepeso y la obesidad, pero existen otros factores que contribuyen a que el metabolismo sea lento y que la manera en que se asimilan las grasas sea diferente.

A continuación te explicamos algunos aspectos que influyen en la manera en que adelgazas, revisa si están presentes en tu rutina diaria y de qué manera te están afectando.

Duerme la cantidad de horas reglamentarias por la noche

El descanso continuo y reparador es fundamental para que el cuerpo regule los sistemas y procesos que lo mantienen en óptimas condiciones, un gran ejemplo de esto es que la hormona del crecimiento, que se encarga de la reparación y crecimiento muscular, se libera durante el sueño.

El exceso y la falta de sueño aumentan la grasa en el abdomen, al igual que ir a la cama inmediatamente después de comer, además de que aumenta el apetito. Esto se debe a que se altera el nivel de insulina en la sangre y el cuerpo a cambio busca una fuente de glucosa, que normalmente proviene de los dulces.

Si comes algo a la media noche o un par de horas después tu cuerpo no procesará ese alimento de la misma manera porque se encuentra en un estado de "ahorro de energía" porque necesita menos calorías para mantenerte en reposo que despierto.

No te saltes el desayuno y haz una cena ligera

Para bajar de peso no hace falta que te saltes las comidas, solo que mejores la calidad de los alimentos que consumes así que saltarte el desayuno es una idea pésima y que además puede tener consecuencias negativas sobre tus salud.

Durante la mañana tu cerebro, músculos y órganos necesitan de glucosa para activar el estado de vigilia y si no la obtienen comenzarán a buscar en las reservas de los músculos y el hígado, esto hará que te sientas cansado, irritable y adormecido, también hace que el metabolismo vaya de manera más lenta.

En el caso de la cena, las comidas a realizar deben ser más ligeras, pero bajo ninguna circunstancia inexistente, porque el cuerpo se prepara para el descanso y la quema de energía es más baja.

Limita tu consumo de alcohol a un trago o dos

Si tomas bebidas alcohólicas con regularidad sería bueno que comenzaras a limitar su consumo a uno o dos tragos porque esta sustancia tiene la capacidad de aumentar la grasa que se acumula en el abdomen.

Anteriormente vimos que la grasa abdominal se asocia con enfermedades cardiovasculares, síndrome metabólico y diabetes tipo II, así que no es recomendable mantener el hábito de beber si quieres bajar de peso.

Con solo erradicar las bebidas alcohólicas de cualquier tipo disminuirás cerca del 28% de tu barriga al cabo de algunas semanas ¡Vale la pena intentarlo!

Controla el estrés y las emociones negativas

En algunas personas el estrés crónico y la ansiedad ocasionan un aumento de peso, sobretodo en el género femenino, porque estas emociones generan una descarga de cortisol en la sangre y esta hormona hace que las células del abdomen aumenten su tamaño.

También puede ocurrir que aparece el "hambre emocional", que es la sensación de querer comer para calmar las emociones difíciles de asimilar.

Controlar el estrés y la ansiedad no es sencillo, pero hay algunas técnicas que te ayudarán a comenzar este proceso, por ejemplo, los ejercicios de atención plena, la respiración profunda y el ejercicio riguroso.

Reduce las harinas blancas y sustitúyelas por otro tipo de carbohidratos

No podemos vivir sin carbohidratos pero no quiere decir que necesariamente tenemos que obtenerlos por medio de las harinas, normalmente utilizamos esta alternativa porque es la más cómoda y rápida.

Algunos alimentos como la yuca, papa, batata, ñame, apio y maíz son fuentes importantes de hidratos de carbono, al igual que los cereales y legumbres por lo que cualquiera de estos ingredientes se puede combinar con proteína y verduras frescas para hacer un plato ideal.

Lo bueno de estas alternativas para los carbohidratos es que pueden prepararse de distintas maneras, por ejemplo, en puré, crema, cocidos o al vapor.

Las frutas también aportan energía y son más rápidos de asimilar, en una dieta saludable deben incluirse de dos a tres porciones de fruta fresca y entera.

No confíes demasiado en los productos 'light'

Algunos productos light contienen altas cantidades de azúcar en forma de fructuosa y esto puede resultar perjudicial en pacientes con riesgo de diabetes.

Además de esto, algunos productos bajos en grasa pueden contener otros tipos de sustancias como adictivos y conservantes, que no son muy buenos para la salud. Lo mejor es elegir alimentos naturales y comerlos en cantidades moderadas.

Deja el hábito de fumar

Fumar es uno de los hábitos más nocivos que podemos tener, incluso más que ser sedentarios porque la cantidad de sustancias tóxicas que entran a nuestro cuerpo con cada cigarrillo es ridículamente elevada.

A nivel nutricional el cigarrillo no hace ningún aporte, es decir, que la nicotina, ácido cianhídrico, plomo, arsénico, amoniaco, bencenos y elementos radiactivos que ingieres no están cumpliendo ninguna función, solo entorpecen la función celular en todos los niveles.

El tabaquismo reduce la actividad de las hormonas femeninas, aumentando la testosterona en las mujeres, esto favorece la acumulación de grasa en el abdomen, glúteos y muslos.

¿Cómo identificar el hambre emocional y qué hacer?

El "hambre emocional" tiene lugar cuando comes sin tener hambre real, es decir, no acudes a los alimentos por una necesidad fisiológica sino porque mediante ellos obtienes alivio para una emoción negativa que estás experimentando.

Es común que el hambre emocional aparezca en:

- ✓ Rupturas y divorcios.
- ✓ Temporadas de estrés laboral o académico, por ejemplo, cuando comienza la temporada de exámenes en la universidad.
- ✓ Al comenzar un nuevo régimen alimenticio.
- ✓ Por aburrimiento.

El hambre emocional busca generar una sensación agradable ante un conflicto que no podemos resolver, es por esto que en algunos casos es difícil dejar atrás el hábito de comer sin sentir hambre.

No hay un estímulo fisiológico que desencadene el hambre emocional, todo lo contrario, es la mente la que siente la necesidad de ingerir alimentos a pesar de que el cuerpo no requiere de energía.

Es fácil identificar el hambre emocional, a diferencia de hambre fisiológica, se siente una necesidad imperiosa e incontrolable de comer, además, es impulsiva y con solo pensar en comida aumenta el estrés.

Luego aparece la culpa, después de un ataque de hambre emocional aparece el arrepentimiento por ingerir más calorías de las que realmente necesitaba y porque posiblemente esa comida no estaba en nuestros planes para adelgazar.

Solucionar este problema es un poco difícil, sobre todo cuando se intenta controlar porque genera más estrés y tensión en el paciente. Lo ideal sería acudir con un profesional que nos ayude a identificar nuestros sentimientos y a buscar una manera de solucionarlos o mejorarlos.

También podrías aplicar estas estrategias:

- ✓ Incluye en tu dieta alimentos saciantes como lo frutos secos, avena y carnes blancas.
- ✓ Come más despacio y conscientemente, captando la mayor cantidad de sabores.
- ✓ Evita el azúcar y los alimentos refinados porque aumentan la ansiedad y las ganas de comer.
- ✓ Crea un menú de comidas y prepara con antelación lo más difícil, si tienes al alcance de tu mano tu próximo platillo es menos probable que termines comiendo de manera impulsiva.

Sal a caminar o correr. Cuando sientas hambre impulsiva sal a caminar para despejar tu mente o si puedes correr por algunos minutos mejor, con esto tu mente pensará en otra cosa y abandonará el deseo de comer.

Obesidad y Sobrepeso

SECCIÓN 2. NIVEL AVANZADO

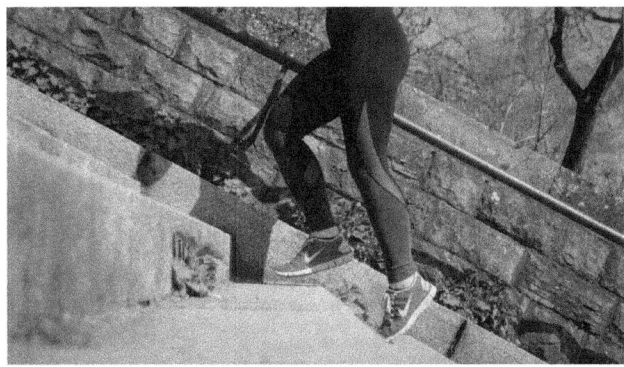

La obesidad dejó de ser un simple problema estético para convertirse en una enfermedad que afecta todo el organismo y el desempeño de la persona que la padece. En esta segunda sección, profundizamos los conocimientos en relación a la obesidad, sus causas y consecuencias, así como explicamos cuáles dietas, remedios naturales y rutinas de ejercicio han mostrado ser más benéficas para la salud y la pérdida de peso, con un efecto duradero y sin afectar la salud.

CAPÍTULO 7. OBESIDAD Y SOBREPESO

Repasando conceptos

La obesidad y el sobrepeso son definidos como una acumulación excesiva o anormal de grasa la cual puede ocasionar serios problemas de salud. Afecta a todos los grupos de edad y es determinada por el índice de masa corporal o IMC.

La obesidad se considera una condición crónica en la cual hay una cantidad excesiva de grasa en el cuerpo. Ahora bien, nuestro cuerpo tiene células que almacenan grasa porque la necesita para almacenar energía, ayuda a aislar el calor, ayuda a absorber los impactos, entre otras. Sin embargo, demasiada grasa es muy peligrosa para la salud.

Índice de masa corporal (IMC)

Es un simple y práctico indicador que refleja la cantidad de masa que hay en el cuerpo. Este valor relaciona la estatura en metros y el peso en kilogramos a través de cálculos sencillos que ayudan a estimar la composición corporal.

Para calcular el índice de masa corporal, existen varias aplicaciones gratuitas en línea en las cuales solo deberás ingresar tus datos para obtener tus resultados.

También puedes tomar tu calculadora y aplicar la siguiente fórmula:

IMC= peso [en kilogramos] / estatura [en metros2]

¿Cómo interpretar el resultado?

- ✓ IMC menor a 18,4: este valor indica que te encuentras dentro del rango de peso insuficiente, es decir, tienes menos masa de la que deberías tener para tu estatura. Básicamente te encuentras en delgadez.
- ✓ IMC entre 18,5 a 24,9: si te encuentras en este rango de IMC ¡Felicitaciones! Te encuentras en tu peso ideal y saludable. Mantén tu IMC dentro de este rango.
- ✓ IMC entre 25 a 29,9: un IMC dentro de este rango indica sobrepeso.
- ✓ IMC entre 30 a 34,9: a partir de este nivel comienza a definirse la obesidad moderada.
- ✓ IMC entre 35 a 39,9: este rango indica que la persona tiene una obesidad severa.
- ✓ IMC mayor a 40: el grado más severo de la obesidad, también conocido como obesidad mórbida.

Importante: el cálculo del IMC corporal, como su nombre lo indica, estima la cantidad de masa que tiene el cuerpo, no el tipo de masa. Esta herramienta es útil para detectar exceso de masa, pero en ocasiones puede no ser útil para detectar la grasa corporal o el estado de salud real de una persona.

Por ejemplo, imagina a dos personas que miden 170 metros y, ambas pesan 80 kilos. El índice de masa corporal de ambas sería de 27,7 un rango que indica sobrepeso. Ahora bien, una de estas personas acostumbra levantar pesas y su masa corporal aumentó en función de su masa muscular. Esta persona es una persona saludable.

Por el contrario, el otro individuo tiene un estilo de vida sedentario y come demasiados alimentos procesados y altos en calorías. Esta persona más probablemente incrementó su masa grasa.

Es por esta razón, que siempre es importante acudir con un proveedor de atención médica experimentado en diagnosticar apropiadamente el estado de salud. Además, también obtendrás indicaciones personalizadas para mejorar tus resultados en la pérdida de peso.

Aunque, admitámoslo. Si luego de analizar tus propios hábitos de vida, notas que reúnes los requisitos para el sobrepeso u obesidad, probablemente debas comenzar a intervenir en tu pérdida de peso.

Factores de riesgo

Algunas personas tienen más riesgo que otras de desarrollar obesidad o sobrepeso. Estas personas reúnen ciertas características que los hacen más propensos de acumular grasa corporal. Si reúnes cualquiera de los siguientes requisitos, no es una sentencia de obesidad. Sin embargo, un cambio de hábitos te ayudará a modificar alguno de esos riesgos. Estos son:

- ✓ Hábitos del estilo de vida nada saludables:
    - Falta de actividad física o sedentarismo.
    - Comportamientos alimenticios no saludables (por ejemplo, comer más calorías de las que tu cuerpo necesita, comer muchas grasas

trans y saturadas y comer alimentos con muchas azucares añadidas).
- Problemas para dormir. Puede ser insomnio, no dormir lo suficiente o sentir que no has descansado lo suficiente.
- Tienes demasiado estrés.

✓ Edad. Los adultos tienen mayor riesgo de tener obesidad que los jóvenes y niños. Sin embargo, las cifras de obesidad infantil también van en aumento.
✓ Condiciones del ambiente asociadas a la obesidad y el sobrepeso. Por ejemplo, tener un nivel socioeconómico bajo o un entorno social poco saludable. También, tener acceso fácil a instalaciones de comidas rápidas no saludables y limitación de actividades recreativas como parques aumenta el riesgo. En este grupo también se incluye la exposición a sustancias que aumentan el tejido graso del cuerpo. Estas se conocen como obesógenos.
✓ Tener familiares cercanos con obesidad o sobrepeso.
✓ Raza o etnia. Las tasas de obesidad son más altas en los afrodescendientes, seguido de los hispanos y luego los caucásicos.

Causas más frecuentes

Es bien sabido que comer en exceso y la baja actividad física se relaciona con el aumento de peso. Sin embargo, no son las únicas causas de este problema. La obesidad y el sobrepeso también pueden ocurrir en personas con ciertas afecciones endocrinas o genéticas y, también debido al uso de algunos medicamentos.

Veamos al detalle las causas más importantes de la obesidad y el sobrepeso:

Desequilibrios energéticos

Todos los alimentos nos aportan la energía que nuestro cuerpo necesita. Tu cuerpo utiliza esa energía para mantener las funciones vitales, para mover tu cuerpo, etcétera. Estas son las formas por las que tu cuerpo saca la energía que consumes con las comidas.

Cuando comes menor cantidad de alimentos o alimentos que aportan pocas calorías, tu cuerpo busca extraer esa energía adicional que necesita de los depósitos que tiene en el cuerpo (como las grasas y el músculo). Esto hace que pierdas peso.

Ahora bien, cuando consumes más alimentos o más energía de la que tu cuerpo realmente necesita, comienza a crear depósitos de grasa para almacenar esa energía excesiva.

En resumen, la obesidad y el sobrepeso se desarrollan cuando constantemente comes más calorías de las que realmente estás usando. Este desequilibrio de energía lleva a tu cuerpo a almacenar grasa.

Alteraciones genéticas

Algunos trastornos genéticos afectan la forma en la que el cuerpo procesa la energía y en cómo almacena la grasa. La genética también incluye sobre las hormonas encargadas de regular las grasas. Además, hay mayor riesgo a desarrollar obesidad cuando ambos padres son obesos o tienen sobrepeso.

Algunas de las alteraciones genéticas asociadas a la obesidad son:

- ✓ Síndrome de Bardet-Biedl.
- ✓ Síndrome de Alström.
- ✓ Síndrome de Prader-Willi.
- ✓ Síndrome de Cohen.

Trastornos endocrinos

El equilibrio energético de nuestro cuerpo es regulado a través del sistema endocrino mediante a hormonas. Por esta razón, diversos tipos de problemas endocrinos y desajustes hormonales pueden causar obesidad.

Alteraciones endocrinas que causan obesidad:

- ✓ Síndrome de Cushing.
- ✓ Hipotiroidismo.
- ✓ Tumores endocrinos.
- ✓ Síndrome de ovarios poliquísticos.

Uso de medicamentos

Algunos medicamentos pueden hacer que aumentes de peso. Generalmente, este tipo de fármacos se vende solo bajo receta médica ya que son medicamentos que pueden causar efectos indeseados cuando se consumen inadecuadamente.

Los siguientes son algunos ejemplos:

- ✓ Antidepresivos.
- ✓ Anticonvulsivos como la carbamazepina.
- ✓ Medicamentos para la diabetes o hipoglicemiantes.

Síntomas comunes

No hay signos o síntomas específicos para la obesidad o el sobrepeso. Tu cuerpo puede comenzar a acumular exceso de grasa durante mucho tiempo sin generar ningún síntoma.

Sin embargo, a menudo que la grasa va aumentando, es posible que se acumule en algunos lugares del cuerpo y aparezcan algunas manifestaciones específicas.

Síntomas comunes de la obesidad y el sobrepeso:

- ✓ Mucha acumulación de grasa especialmente alrededor de la cintura.
- ✓ Problemas para dormir.
- ✓ Ronquidos.
- ✓ Problemas para respirar.
- ✓ Aumento de la sudoración corporal.
- ✓ Dolor en la espalda y en las articulaciones.
- ✓ Problemas en la piel asociados a la acumulación de humedad en los pliegues del cuerpo.
- ✓ Fatiga o agotamiento leve a extremo.
- ✓ Aumento de los senos (en varones, especialmente en niños).

Consecuencias o complicaciones

La obesidad y el sobrepeso, contribuyen a desarrollar muchos problemas graves de salud. En la fase inicial de la enfermedad, muchos de estos trastornos no son fáciles de diagnosticar, sin embargo, pueden ocasionar severos daños al cuerpo.

Complicaciones de la obesidad:

- ✓ Presión arterial alta o hipertensión.
- ✓ Enfermedad cardíaca.
- ✓ Niveles altos de colesterol en la sangre (depósitos de grasa que pueden bloquear las arterias y pueden provocar accidentes cerebrovasculares, infartos al corazón, entre otros).
- ✓ Resistencia a la insulina.
- ✓ Diabetes tipo 2. Se estima que casi el 50% de las personas con diabetes se asocia a la obesidad.
- ✓ Algunos tipos de cáncer.
- ✓ Osteoartritis. Debido a tener mucho peso adicional haciendo presión sobre los huesos, músculos y articulaciones.
- ✓ Enfermedad de la vesícula biliar.
- ✓ Apnea del sueño.
- ✓ Reflujo gastroesofágico, acidez estomacal y hernia del hiato.
- ✓ Enfermedad de hígado graso no alcohólico.
- ✓ Incontinencia urinaria.
- ✓ Problemas de salud mental como depresión.

Bases del tratamiento médico convencional

El tratamiento de la obesidad y el sobrepeso depende de la causa y la severidad del problema. Las principales estrategias de tratamiento incluyen cambios en el estilo de vida, programas diseñados para pérdida de peso y medicamentos. En algunos casos puede ser necesaria una cirugía.

Cambios del estilo de vida

Esta es la primera línea de defensa contra la obesidad y el sobrepeso. Es la primera indicación que realizará cualquier médico y, que deberá mantenerse aún después de utilizar otros tratamientos para la obesidad.

Alimentación saludable baja en calorías.

Actividad física constante.

Conseguir una mejor calidad del sueño nocturno.

Tratamientos médicos para la obesidad y el sobrepeso

En ocasiones, los cambios del estilo de vida, pueden no ser suficientes para conseguir bajar de peso. En estos casos, puede ser necesario el uso de medicamentos para ayudarte a perder peso.

Existe una serie de fármacos aprobados para la pérdida de peso, sin embargo, estos medicamentos por sí solos no causarán una pérdida significativa de peso.

Los medicamentos utilizados para la pérdida de peso solo son indicados cuando los tratamientos convencionales fallan. Es decir, cuando los cambios del estilo de vida no causan la reducción de peso deseada.

La función de estos medicamentos recetados para bajar de peso, consiste en reducir la absorción de la grasa o suprimir el apetito.

Algunos de estos medicamentos son: Fentermina / topiramato, orlistat, liraglutida, naltrexona / bupropión. Estos medicamentos podrían tener efectos secundarios, por esta razón, no debe ser utilizado sin supervisión médica.

Procedimientos quirúrgicos.

Esta es la última opción a elegir, luego que los cambios en el estilo de vida y el uso de medicamentos para adelgazar fallan.

Además, podrían indicarse cuando las personas desarrollan algunas complicaciones asociadas a la obesidad. Las cirugías para bajar de peso incluyen:

- ✓ Cirugía de banda gástrica.
- ✓ Banda gástrica ajustable laparoscópica.
- ✓ Gastrectomía o cirugía de manga gástrica.
- ✓ Derivación biliopancreática.

CAPÍTULO 8. RECETAS DE COCINA SALUDABLES

Aunque comer en exceso fue el causante de la obesidad, los alimentos, en realidad, pueden ser un arma contra la obesidad y el sobrepeso.

Hay muchas estrategias que puedes poner en práctica para perder de peso tan solo haciendo algunos ajustes en la dieta.

Es importante que tengas muy presente, que no existen "dietas mágicas" para adelgazar. Por el contrario, muchas de estas estrategias "milagrosas" pueden ser muy peligrosas para tu salud y ocasionarte serias consecuencias.

Ahora bien, sí existen muchos patrones alimenticios o dietas científicamente probadas que te ayudarán a perder peso sin sacrificar tu salud.

No todas las dietas saludables para perder peso son convenientes para todas las personas. Es posible que tengas que probar con varias estrategias hasta conseguir la dieta más efectiva para ti. Consultar con tu médico te ayudará a elegir la estrategia más adecuada para ti.

En este capítulo, conocerás recetas extraordinarias para ayudarte a bajar de peso, beneficios de los alimentos que potencian el efecto reductor y más.

Huevos revueltos con frambuesas, un desayuno para mantenerte lleno todo el día

Un delicioso y abundante desayuno con huevos, muy fácil de preparar. Es una de las mejores maneras de desayunar para adelgazar ya que combina ingredientes energéticos y llenoS de nutrientes.

Información nutricional:

Calorías: 296 calorías.

Grasa saturada: 3,7 g

Carbohidratos: 20,9 g

Fibra dietética: 7 g

Proteína: 17,8 g

Porciones: 1 porción. Número de la porción: 2 huevos 1 rebana de pan y ½ taza de frambuesas frescas por ración.

Tiempo de preparación estimado: 10 minutos aproximadamente.

Ingredientes:

2 huevos grandes batidos ligeramente.

1 ½ taza de espinacas frescas y tiernas (es aproximadamente 1 ½ onza o 42 gramos).

1 cucharadita de aceite de canola o aceite de oliva.

1 pizca de sal kosher.

1 pizca de pimienta recién molida preferiblemente.

½ taza de frambuesas frescas (previamente lavadas y sin tallo).

1 rebanada de pan integral tostado.

Preparaciones:

1. Comienza calentando un pequeño sartén antiadherente a fuego medio alto. Agrega el aceite.
2. Agrega las espinacas al sartén y déjalas cocinando durante aproximadamente 5 minutos o hasta que se ablanden. Revuelve con frecuencia para evitar que se quemen, puedes revolverlas cada 1 a 2 minutos.
3. Transfiere las espinacas a un plato y limpia el sartén.
4. Coloca nuevamente el sartén a fuego medio y ahora agrega los huevos. Revuelve los huevos al menos una o dos veces para garantizar que se cocinen de forma uniforme. Has esto hasta que estén listos.
5. Finalmente agrega la espinaca, la pimienta y la sal para para servir sobre el pan integral previamente tostado. Sirve los huevos revueltos junto con las frambuesas ¡A disfrutar!

Beneficios para la salud

Aunque muchas personas temen utilizar huevos enteros en sus preparaciones por temor al colesterol, la verdad es que los huevos son excelentes para la salud. Especialmente si quieres bajar de peso.

Los huevos son increíblemente nutritivos, contienen vitaminas como Vitamina A, B5, B12, B, vitamina D, vitamina K y vitamina E. Pero también es una gran fuente de minerales como el fósforo, selenio, calcio, zinc, entre otros.

Además, cada huevo que comes contiene tan solo 77 calorías y 6 gramos de proteínas.

Si quieres perder peso, los huevos son los mejores alimentos para comer debido a que son muy ricos en proteínas y te hacen sentir satisfecho.

Un estudio realizado en 30 mujeres con sobrepeso, mostró que tan solo con desayunar huevos aumenta la saciedad y evita que comas en exceso las próximas 36 horas. De hecho, los huevos tienen las cifras más altas en una escala que mide la sensación de saciedad que ocasionan los alimentos. Cuanto más saciado estés, menos comerás después.

Comer huevos es una excelente manera para mantener controlados esos molestos bocadillos nocturnos. Además, son alimentos súper versátiles para incluirlos como bocadillos.

Otro estudio mostró que las personas que comen huevos pueden percibir un aumento de la pérdida de peso cuando siguen dietas con restricción de calorías.

¡Preocupación por el colesterol!

Algunas personas prefieren solo comer las claras de los huevos, sin embargo, la mayoría de los nutrientes se encuentran en las yemas.

Es cierto que los huevos son una fuente elevada de colesterol. Sin embargo, parece que el colesterol de los huevos no causa un aumento significativo del colesterol en la sangre.

Un estudio mostró que al menos el 70% de las personas que comen huevos, no presentan ningún tipo de aumento en sus niveles de colesterol. El otro 30% de las personas presentó un aumento leve del colesterol total y del colesterol LDL o colesterol "malo".

¿Entonces quién debe evitar los huevos? Las personas que deben evitar los huevos son aquellas con un trastorno genético conocido como hipercolesterolemia familiar. Es un trastorno raro que altera la forma en la que nuestro cuerpo procesa las grasas.

Otros beneficios para la salud:

Aumenta el colesterol HDL o colesterol "bueno" mejorando la salud cardiovascular.

Podrían mejorar la salud ocular gracias a sus antioxidantes conocidos como zeaxantina y luteína.

Los huevos de pastoreo contienen omega-3, ideal para cuidar al corazón.

Sopa de pollo y espinacas para adelgazar y combatir los atracones

Esta sopa es una exquisita y fragante comida de sabor italiano que aprovechas con ingredientes de rápida cocción. Esta es una receta de la chef Nancy Baggett, popularmente reconocida por sus recetas saludables.

Información nutricional:

Calorías: 227 calorías.

Grasas saturadas:2 g

Carbohidratos: 18 g

Proteína: 19,4 g

Porciones: 5 porciones (cada porción contiene 1 ½ tazas de sopa aproximadamente).

Tiempo de preparación estimado: 30 minutos aproximadamente.

Ingredientes:

1 pechuga de pollo grande, debe estar deshuesada y sin piel (aproximadamente deben ser 230 gramos de pollo u 8 onzas).

½ taza de zanahoria o pimiento rojo cortado en forma de cubitos.

5 tazas de caldo de pollo (bajo en sal).

170 gramos de espinacas tiernas cortadas en trozos grandes (alrededor de 6 onzas).

1 lata de 425 gramos de frijoles previamente escurridos y enjuagados (o 15 onzas).

2 cucharaditas y 1 cucharadita adicional de aceite de oliva extra virgen (divide las cantidades).

1 diente de ajo grande bien picado.

1 ½ cucharadita de mejorana seca.

¼ de taza de queso parmesano rallado.

1/3 de taza de hojas de albahacas frescas.

Pimienta al gusto. Preferiblemente recién molida.

¼ de taza de crotones multigranos con hierbas o simples (se usará para decorar al final, es solo opcional).

Preparaciones:

En una cacerola grande o en un horno holandés, calienta 2 cucharaditas de aceite a fuego medio-alto. Añade las zanahorias o el pimiento y también el pollo. Cocina estos ingredientes revolviendo con frecuencia y volteando el pollo hasta que este comience a dorarse. Este procedimiento puede durar unos 3 a 4 minutos. Agrega el ajo y sigue cocinando revolviendo durante 1 minuto más. A continuación, agrega la mejorana y el caldo de pollo, sigue revolviendo hasta llevar a ebullición a fuego alto. Luego, reduce el fuego y cocina a fuego lento revolviendo ocasionalmente hasta que el pollo se cocina bien. Esto puede tomar otros 5 minutos.

Transfiere los trozos de pollo a una tabla de cortar limpia, puedes utilizar una espumadera para esto. Deja enfriar el pollo. Luego, agrega las espinacas y los frijoles enlatados a la olla con el caldo y deja que hiervan suavemente durante al menos unos 5 minutos. De esta manera, los sabores podrán mezclarse.

Con la cucharada de aceite restante, combínala con queso parmesano y albahaca. Para esto puedes utilizar un procesador de alimentos o una licuadora. Procesa estos ingredientes hasta que obtengas una pasta gruesa. Puedes agregar un poco de agua y raspar los lados del procesador en caso de que sea necesario.

Corta el pollo en pequeños trozos y revuelve el pollo y el pesto en la olla. Agrega para terminar la pimienta y calienta la preparación. Sirve caliente adornada con los crotones si lo deseas ¡Buen provecho!

Beneficios para la salud

Si quieres adelgazar, entonces debes comer proteínas, y si de proteínas se trata ¡el pollo es la mejor elección!

El pollo sin piel, es una rica fuente de proteínas. De hecho, se estima que en 85 gramos (o 3 onzas) de pechuga de pollo hay unos 24 gramos de proteínas, la mitad del requerimiento diario de proteínas. Y lo mejor es que el pollo es muy bajo en calorías.

Una dieta alta en proteínas puede ayudarte a perder entre 80 a 100 calorías adicionales al día.

Estudios afirman que cuando aumentas la ingesta de proteínas al 25% de las calorías que consumes al día, puedes reducir los antojos hasta en un 60%. Además, ayuda a reducir a la mitad el deseo de comer bocadillos a altas horas de la noche. Como resultado, una dieta alta en proteínas provoca que pierdas alrededor de 0,45 kg de peso por semana.

Si has decidido seguir una dieta baja en carbohidratos como método para bajar de peso, siéntete libre de comer pollo.

¡Pero cuidado! No todo el pollo es saludable ni apropiado para perder peso. No solo comer pollo es suficiente, necesitarás también evitar todo tipo de carnes procesadas incluyendo el pollo.

Además, si quieres garantizar que el pollo te ayudará a quemar esos kilos de más, debes prepararlo de forma saludable. Elige preparaciones a la parrilla, horneados o salteado con tus verduras favoritas. Evita comer pollo frito o empanizado, evita los pollos asados comprados en la tienda ya que suelen tener demasiada sal.

Coliflor asada con queso parmesano y balsámico, bajas de peso mientras cuidas tu salud

Si te gusta la coliflor, probablemente no se te haya ocurrido antes prepararla asada, sin embargo, sus resultados son extraordinariamente deliciosos. Esta receta suculenta aderezada con hierbas

Información nutricional:

Calorías: 152 calorías.

Grasa saturada: 2,9 g

Carbohidratos: 10,2 g

Proteína: 6,2 g

Porciones: 4 porciones (cada porción es de 1 taza aproximadamente).

Tiempo de preparación estimado: alrededor de 35 minutos.

Ingredientes:

8 tazas de floretes de coliflor cortada en rodajas de 1 pulgada de grosor (esto es aproximadamente 1 cabeza grande).

2 cucharadas de vinagre balsámico.

2 cucharadas de aceite de oliva extra virgen.

1 cucharadita de mejorana seca.

½ taza de queso parmesano rallado muy finamente.

¼ de cucharadita de sal.

Pimienta al gusto recién molida.

Preparaciones:

1. Comienza precalentando el horno a una temperatura de 450 ° F (o 233 ° C).
2. En un tazón grande coloca la coliflor junto con el aceite de oliva, la mejorana, la pimienta y la sal, mezcla bien todos los ingredientes.
3. En una bandeja para hornear grande, extiende los ingredientes y colócalos en el horno para asarlos hasta que comiencen a adquirir una consistencia blanda y un color dorado en la parte inferior. Esto puede tomar entre 15 a 20 minutos.
4. Mezcla la coliflor con el vinagre balsámico y colócale de forma espolvoreada el queso de manera uniforme. Coloca la bandeja en el horno una vez más y asa nuevamente la coliflor, pero esta vez hasta que el queso se derrita y la humedad se haya

evaporado. Este procedimiento puede tomar entre 5 a 10 minutos.
5. Sírvelo como guarnición o como una merienda saludable.

Recomendaciones:

Para cocinar la coliflor, deberás preparar antes los floretes de una cabeza entera. Para ello retira las hojas exteriores y corta el tallo grueso. Coloca la cabeza de coliflor boca abajo y sostén un cuchillo en ángulo de 45° para cortar los tallos más pequeños haciendo un movimiento circular. El objetivo es retirar el "tapón" ubicado en el centro de la cabeza. Corta los floretes en el tamaño que más te guste.

Utiliza una bandeja para hornear con borde, de esta manera evitas derrames accidentales. Un truco para mantener tus bandejas cuidadas es cubrirlas con una capa de papel aluminio antes de cada uso.

Beneficios para la salud

Las verduras como la coliflor, forman parte de un grupo de alimentos conocidos como verduras crucíferas. Este tipo de verduras contienen una alta cantidad de fibra y son muy abundantes. Otras verduras ubicadas en este grupo son el brócoli, el repollo y las coles de Bruselas.

La coliflor, es un alimento bajo en calorías. Se estima que, en 1 taza de coliflor o 128 gramos, hay alrededor de 25 calorías. Además, contiene fibra, vitaminas C, vitamina K, vitamina B6, entre otras. También es rico en potasio, manganeso, fósforo y magnesio.

Gracias a la elevada cantidad de fibra que contiene la coliflor, ofrece muchos beneficios. Las dietas altas en verduras ricas en fibras como el caso de la coliflor, reduce el riesgo de varias enfermedades. Por ejemplo, la diabetes, las enfermedades cardíacas y el cáncer. También ayuda a prevenir afecciones digestivas como la diverticulitis, el estreñimiento y la enfermedad inflamatoria intestinal. La fibra de la coliflor también promueve la sensación de plenitud ayudándote a reducir la cantidad de calorías que consumes al día.

Otro aspecto de la coliflor que favorece a la pérdida de peso es su alto contenido de agua. Al menos el 92% de esta verdura, está compuesto por agua. Los estudios afirman que comer muchos alimentos bajos en calorías y ricos en agua como la coliflor, mejora la pérdida de peso.

Además, la coliflor contiene mucha cantidad de antioxidantes los cuales ayudan a prevenir enfermedades inflamatorias y varios tipos de cáncer. De hecho, la coliflor contiene un antioxidante llamado sulforafano, el cual parece tener un interesante efecto suprimiendo el desarrollo del cáncer. Este antioxidante también ayuda a regular la presión arterial alta y cuida la salud cardiovascular.

Otro beneficio de la coliflor, es que contiene mucha colina, un nutriente esencial que nuestro cuerpo necesita para la buena salud celular. También la colina apoya al metabolismo y evita que el colesterol se acumule en el hígado.

Ensalada mixta con vinagreta de vinagre de manzana para obtener el vientre plano que deseas

Esta deliciosa ensalada es una manera práctica y nutritiva de comer para perder peso. Esto se debe a que mezcla ingredientes altos en fibra, proteína y grasas saludables aderezados con una vinagreta de sidra de manzana. Es ideal para tomarlo como un almuerzo en la semana.

Información nutricional:

Calorías: 390 calorías.

Grasa saturada: 3,9 g

Carbohidratos:29,5 g

Proteína: 13 g

Porciones: 4 porciones (cada porción es aproximadamente 2 tazas generosas).

Tiempo de preparación estimado: 20 minutos.

Ingredientes:

2 cucharaditas de mostaza integral.

2 cucharadas de vinagre de sidra de manzana.

¼ de cucharadita de pimienta.

1 cuchara de chalota picada.

1/4 de cucharadita de sal.

¼ de taza de aceite de oliva extra virgen.

8 tazas de lechuga mixta (alrededor de 5 onzas o 140 gramos).

1 taza de garbanzos enlatados previamente escurridos y enjuagados.

1 lata de corazones de alcachofa (escurridos, enjuagados y cortados en cuatro trozos o a la mitad).

1 aguacate picado.

2 huevos duros o huevos cocidos.

Preparación:

1. En un bol grande, coloca el vinagre de manzana, la chalota, la sal, la mostaza y la pimienta.
2. Bate el aceite hasta combinar completamente los ingredientes.
3. Añade las hojas de la ensalada y combínala con los garbanzos, las alcachofas y el aguacate.
4. Con un rallador, ralla los huevos duros a través de los orificios más grandes del rallador.
5. Mezcla los ingredientes suavemente para conseguir que se distribuyan de manera uniforme. Sirve la ensalada y disfrútala.

Recomendaciones:

Esta ensalada es una idea extraordinaria para llevarla contigo para comer en el almuerzo. Sin embargo, guarda el aderezo en un empaque por separado y asegúrate que los demás ingredientes se encuentren bien secos antes de empaquetarlos juntos.

Siempre puedes preparar tus propios garbanzos de forma natural. Solo ten presente que necesitarás más tiempo de cocción para que estén listos y puedas agregarlos a tu ensalada.

Beneficios para la salud

Vinagre de sidra de manzana

El vinagre de sidra de manzana, es un remedio casero popular y, además, un aderezo estupendo.

Es obtenido a través de las manzanas trituradas y expuestas a una levadura que fermenta los azúcares convirtiéndolos en alcohol. Posteriormente, se fermenta aún más este alcohol y se convierte en ácido acético, el cual es el componente activo del vinagre.

El vinagre de manzana ayuda a aumentar la sensación de saciedad ayudándote a perder peso. Por cada cucharada de sidra de manzana hay solo 3 calorías, así que puedes utilizarlo como un aderezo saludable para bajar de peso. De hecho, un estudio mostró que luego de 12 semanas de consumir 30 ml de vinagre de manzana al día, las personas obesas pueden perder alrededor de 1,7 kilogramos.

Además, consumir regularmente sidra de manzana, puede ayudarte a adelgazar, especialmente a reducir la grasa abdominal. Pero estos no son los únicos beneficios del vinagre de manzana.

Otros beneficios para la salud:

- ✓ Ayuda a matar bacterias dañinas o peligrosas. Impide el crecimiento de *E. coli*.

- ✓ Ayuda a reducir el nivel de azúcar alto en la sangre. También mejora la sensibilidad de la insulina.
- ✓ Reduce la presión arterial y previene las enfermedades cardíacas.
- ✓ Podría prevenir los problemas renales.
- ✓ Mejora la salud de la piel. Es un remedio común para tratar la piel seca y el eczema.

El uso del vinagre de manzana puede darle un impulso a tu pérdida de peso. Sin embargo, de ninguna manera es una sustancia mágica quema grasa.

Una dieta saludable y balanceada en conjunto con actividad física, realmente harán la diferencia en la pérdida de peso.

¡Advertencias!

El vinagre de manzana puede tener el mismo grado de acidez que los refrescos y puede afectar a tu esmalte dental. Recuerda proteger tus dientes cuando tomes vinagre de sidra de manzana.

Algunas personas optan por diluirlo en agua para prevenir el desgaste del esmalte dental. También evita mantener por mucho tiempo el vinagre de sidra de manzana en tu boca.

Salmón asado con pistachos y brócoli nutritivo y mejora la salud del corazón

Una receta sencilla pero deliciosa. Puedes preparar este platillo rápido para una cena elegante o simplemente para tomar una súper nutritiva cena entre semana.

Información nutricional:

Calorías: 424 calorías.

Grasa saturada: 4,2 g

Carbohidratos: 12,3 g

Proteína: 36 g

Porciones: 4 porciones (cada porción contiene 4 onzas o 113 gramos de salmón y 1 ½ taza de brócoli aproximadamente).

Tiempo de preparación estimado: 30 a 45 minutos aproximadamente.

Ingredientes:

1 ¼ libra (o aproximadamente 500 gramos) de filete de salmón, cortado en 4 porciones.

8 tazas de floretes de brócoli con tallos.

3 cucharadas de aceite de oliva extra virgen.

½ taza de pistachos salados y picados en grandes trozos.

¾ de cucharadita de sal dividida.

½ cucharadita de pimienta recién molida.

2 cucharadas de cebollino fresco picado.

4 cucharaditas de mayonesa.

Ralladura de 1 limón mediano, más gajos para decorar al servir.

Preparación:

Comienza colocando el horno a precalentar a una temperatura de 425 grados F o 218 °C.

Cubre con aceite en aerosol una bandeja para hornear grande. La bandeja debe tener borde.

Mezcla el brócoli, el ajo, ½ cucharadita de sal, 2 cucharadas de aceite de oliva y ¼ de cucharadita de pimienta en la bandeja para hornear que preparaste previamente. Ponlos a cocinar al horno durante unos 5 minutos.

Mientras esperas que culminen los 5 minutos, combina en un tazón pequeño los pistachos, la ralladura de limón, las cebolletas, 1 cucharada de aceite de oliva restante, ¼ de cucharadita de sal y pimienta. Unta 1 cucharadita de mayonesa sobre cada porción de salmón y cúbrela con la mezcla de los pistachos.

Saca la bandeja del horno y mueve los brócolis a un lado de la bandeja para hornear. Coloca el salmón en el espacio vacío de la bandeja y asa el salmón hasta que adquiera un aspecto opaco en el centro. El brócoli debe estar tierno. Esto puede tomar entre 8 a 15 minutos más dependiendo del grosor del salmón. Sirve el pescado colocando las rodajas de limón a un lado si lo deseas y ¡A comer!

Beneficios para la salud

Pistachos

Los pistachos son semillas del árbol *Pistacia vera*, la cual es una fuente natural de nutrientes como proteínas, fibra y antioxidantes.

Los pistachos son uno de los alimentos más ricos en vitamina B6, pero también contienen tiamina y potasio, fósforo, cobre y manganeso.

En general, todos los frutos secos forman parte de una dieta saludable para adelgazar. Esto se debe a que su gran cantidad de grasas saludables, fibra y proteínas los convierten en un alimento muy saciante.

Sin embargo, a diferencia de otros frutos secos, los pistachos son los más bajos en calorías. Además, estudios sugieren que las personas que comen pistachos 2 o más veces por semana reducen el riesgo de aumentar el peso en el futuro.

Un programa de pérdida de peso, mostró que las personas que comen alrededor de 53 g de pistacho al día como refrigerio, tienen la reducción del doble de índice de masa corporal en comparación con aquellos que merendaron con pretzel.

Algunos científicos afirman que las propiedades adelgazantes de los pistachos pueden deberse a su alto contenido de fibras no absorbibles. Es decir, la absorción de las grasas de los frutos secos no es completa. Al encontrarse en sus paredes celulares, los intestinos no logran digerirlo por completo.

Por otro lado, si quieres incluir los pistachos como un snack saludable, es recomendable que compres los pistachos con su cáscara. El descascarillado requiere tiempo y reduce el ritmo de la ingesta, además, las cáscaras sobrantes te ayudan a vigilar cuántos pistachos comiste.

Las personas que comen pistachos con su cáscara, es decir, retirándola manualmente antes de comer, consumen hasta 41% menos calorías al día. Esto en comparación con aquellos que comen pistachos sin cáscara.

Otros beneficios para la salud

- ✓ Contribuye a regular el azúcar en la sangre.
- ✓ Promueve las bacterias intestinales saludables.
- ✓ Promueve la salud de los vasos sanguíneos.
- ✓ Ayuda a regular el colesterol elevando el colesterol HDL o "bueno" y reduciendo el colesterol LDL o "malo".
- ✓ Promueve la reducción de la presión arterial.
- ✓ Es rico en antioxidantes.

¡Advertencias!

Algunas personas pueden tener síntomas como náuseas, hinchazón y dolor abdominal después de comer pistachos. Estos síntomas ocurren en personas que tienen intolerancia al fructano que es una mala reacción a este carbohidrato.

Salmón

Los pescaos grasos como el salmón tienen una serie de beneficios para la salud que los hacen muy prometedores para incluirlos en la dieta para bajar de peso.

El salmón es rico en proteínas de alta calidad, así como grasas saludables y varios nutrientes importantes.

Por otro lado, el salmón es rico en ácido grasos omega-3, el cual es capaz de reducir la inflamación. En las personas con obesidad, reducir la inflamación ayuda a combatir las enfermedades metabólicas.

Las grasas omega-3 del pescado graso como el salmón, promueve la pérdida de peso y reduce la grasa del abdomen en personas con sobrepeso.

Además, el salmón es rico en proteínas, pero bajo en calorías. En aproximadamente 1 kilo de salmón puede haber 206 calorías. El salmón te ayuda a controlar tu peso reduciendo el apetito y, también podría aumentar la tasa metabólica.

Otros beneficios para la salud:

- ✓ Rico en vitaminas del grupo B.
- ✓ Contiene muchas cantidades de potasio.
- ✓ Es muy rico en selenio.
- ✓ Ayuda a regular los niveles de colesterol gracias a su gran contenido de antioxidante astaxantina.
- ✓ Reduce el riesgo de tener una enfermedad cardíaca.
- ✓ Protege la salud del cerebro.

Se recomienda consumir al menos 2 porciones de pescado a la semana para aprovechar todos los beneficios nutricionales del salmón. Es una manera excelente de mejorar la saciedad y promover la pérdida de peso. Sin embargo, consumir salmón salvaje puede ser mucho más conveniente para la salud que el salmón de piscifactoría. No obstante, esta forma de salmón puede ser mucho más costosa. No comas salmón en exceso si te preocupan los contaminantes de los peces de piscifactorías, con 1 o 2 porciones a la semana será suficiente.

Batido de manzana y zanahoria, un batido rico en fibra que mejora tu digestión mientras pierdes peso

Un batido ligero pero cremoso, con un exótico sabor tropical. Este batido combina ingredientes deliciosos que aportan sabor y color vibrante. Una excelente manera de beber salud y bajar de peso.

Información nutricional:

Calorías: 243 calorías.

Grasa saturada: 6 g

Carbohidratos: 46 g

Proteína: 4 g

Fibra: 6 g

Porciones: 2 porciones (cada porción es de 1 y ¾ de tazas).

Tiempo de preparación estimado: alrededor de 5 minutos.

Ingredientes:

2 zanahorias grandes cortadas en rodajas.

1 plátano o banana maduro medianamente.

1 manzana grande (debes retirar el centro de la manzana y cortarla en cuartos).

2 cucharaditas de jengibre fresco picado.

1 taza de leche de coco light.

2 cucharadas de jugo de limón fresco.

2 cucharaditas de cúrcuma fresca picada. También puedes utilizar cúrcuma molida, en este caso solo usa una cucharadita.

½ taza de cubitos de hielo (opcional).

Preparaciones:

Coloca en la licuadora las zanahorias, el plátano, la manzana, el jugo de limón, la cúrcuma, la leche de coco y el jengibre.

Combina los ingredientes procesándolos hasta obtener una mezcla suave y uniforme. Puede tomar alrededor de 45 segundos o más, dependiendo de la potencia de tu licuadora.

Agrega los cubos de hielo y procésalos hasta obtener una suave preparación. Esto puede tomar otros 30 segundos adicionales. Sirve inmediatamente y disfruta tu batido.

Beneficios para la salud

Cualquier plan de pérdida de peso, debe incluir una buena cantidad de frutas y verduras. Sin embargo, las manzanas son especialmente para ayudarte a mantener tu peso controlado.

Las manzanas son tan beneficiosas, que existe una frase popular que señala que "Una manzana al día te mantendrá alejado del médico". Veamos qué tienen de bueno las manzanas.

Reducen el colesterol alto y regulan la presión arterial.

Comer manzanas se asocia a una reducción del riesgo de enfermedades cardiovasculares. Esto se debe a su gran cantidad de fibra saludable. Este tipo de fibra puede disolverse en agua y ayuda a prevenir la acumulación de colesterol "malo" en las paredes de los vasos sanguíneo.

De hecho, comer manzanas con regularidad está asociado a un 52% menos riesgo a desarrollar un accidente cerebrovascular.

Ayuda a la digestión

Una vez más, la fibra de las manzanas está asociada a este beneficio. La fibra soluble de las manzanas ayuda a ralentizar la digestión haciéndote sentir más lleno.

Pero eso no es todo, también las manzanas contienen fibra insoluble, la cual ayuda a mover los alimentos a través del tuvo digestivo combatiendo el estreñimiento y regulando tu digestión.

Sin embargo, es necesario comer la piel de la manzana para aprovechar estos beneficios ya qué, contienen la mayoría de la fibra de las manzanas.

Apoyan la pérdida de peso

Las manzanas, gracias a su contenido de fibra, ayudan a ralentizar tanto la digestión como el aumento del azúcar en la sangre. El resultado, es que comer manzanas te mantiene más saciado durante más tiempo y reduce el riesgo de comer en exceso.

Un estudio realizado en Brasil, mostró que las mujeres con sobrepeso que comían 3 manzanas al día, podían perder hasta 1,22 kilogramos después de 12 semanas.

Las manzanas de tamaño mediano tienen solo 95 calorías, lo cual las convierte en un snack ideal durante esos antojos de dulce.

Otros beneficios para la salud:

Ayudan a prevenir enfermedades neurodegenerativas como el Alzheimer.

Es una rica fuente de antioxidantes capaz de ejercer una acción preventiva contra el cáncer.

Podría contribuir a regular el azúcar en la sangre en personas con diabetes. Además, reduce la resistencia a la insulina.

Potencia la función del sistema inmunológico.

CAPÍTULO 9. REMEDIOS CON PLANTAS MEDICINALES

Los remedios a base de plantas medicinales, tienen muchas aplicaciones impresionantes favorables para mejorar tu salud, pero también para ayudarte a perder peso.

Muchas plantas y especias tienen la capacidad de ayudarte a combatir los antojos mientras que estimulan a su vez la pérdida de peso y la quema de grasa.

Sin embargo, aunque estas plantas pueden darle un empujón favorable a la pérdida de peso, tomarlas por sí solas no será suficiente para lograr tu peso ideal. Combina estas plantas con una alimentación balanceada y actividad física y verás como comienzas a notar cambios importantes en poco tiempo.

En este capítulo, conocerás las plantas medicinales más populares para potenciar la pérdida de peso. Además, conocerás cómo prepararlas y los posibles riesgos de su uso.

Guggul para bajar de peso y cuidar la piel

El guggul, se trata de la resina de goma que se obtiene de una variedad de plantas originarias de Bangladesh, Pakistán y la India.

Algunas de estas especies principales incluyen Commiphora mukul, Commiphora wightii, Commiphora gileadensis, Boswellia sacra y Boswellia serrata. Todas ellas son plantas provenientes de la familia Burseraceae, mejor conocidas como "familia de incienso".

El guggul también recibe el nombre de gum guggul, gugulipid y guggula. Se extrae de manera similar a como se obtiene el jarabe de arce. Es utilizado desde hace muchos años en una gran variedad de enfermedades debido a sus propiedades antioxidantes y antiinflamatorias.

Beneficios para la salud

Es bien conocido que el guggul tiene propiedades antiinflamatorias que pueden ser utilizadas en distintos tipos de problemas de salud.

Veremos algunos beneficios del guggul, a continuación:

Acné

El guggul es efectivo para tratar el acné. Puede utilizarse como complemento al tratamiento habitual o, como un tratamiento alternativo. El guggul ha demostrado ser efectivo en aliviar el acné noduloquístico, el cual es una forma grave de acné capaz de afectar la cara, el pecho y también la espalda.

De hecho, algunos estudios muestran que algunas personas obtienen mejores resultados con al guggul que con el tratamiento de con tetraciclina.

Eccema, irritación de la piel y psoriasis

La psoriasis y el eccema, se tratan de problemas asociados a la inflamación de la piel.

Muchas de las investigaciones sobre el guggul se han enfocado en su efecto sobre estas y otras irritaciones de la piel.

De hecho, los estudios han mostrado que las cremas elaboradas a base de guggul, alivian la picazón y mejoran el enrojecimiento. También mejoran la decoloración y reduce la inflamación de la piel en las personas con psoriasis.

Las cremas a base de guggul han demostrado aliviar los síntomas de irritación en la piel reduciendo la necesidad de uso de esteroides tópicos.

Pérdida de peso

El guggul podría tener efectos muy interesantes para tratar la obesidad y estimular la pérdida de grasa y suprimir el apetito.

Un estudio probeta, mostró que el guggul induce la descomposición de la grasa estimulando la reducción del volumen del tejido graso.

De acuerdo con estudios en animales, el guggul, además, tiene efectos positivos sobre las hormonas reguladoras del apetito como la leptina y la grelina. Esto podría fomentar la reducción del apetito, aunque no está claro este efecto.

Por otro lado, un estudio con humanos con obesidad mostró que tomar guggul, puede ser eficaz para promover la pérdida de 2,25 kg adicional durante 30 días.

Puede ser necesaria más investigación sobre los beneficios del guggul en la pérdida de peso, aunque sin duda, el guggul es muy prometedor.

Otros beneficios para la salud:

Podría ayudar en el tratamiento del hipotiroidismo ya que aumenta la absorción del yodo. También mejora la actividad de las enzimas producidas en la tiroides.

Es útil para reducir los triglicéridos, el colesterol total y el colesterol LDL o "malo".

Alivia los síntomas asociados a la osteoartritis.

Podría contribuir en el control de la diabetes al reducir el azúcar en la sangre.

¿Cómo tomarlo?

El guggul puede tomarse en forma de suplemento, extractos, polvos, y también puedes encontrarlo en forma de combinación con otras hierbas o extractos naturales.

Las dosis pueden variar de acuerdo a la marca del producto. Lee cuidadosamente las indicaciones del mismo.

Para el Acné, se ha utilizado dosis hasta de 25 mg dos veces al día. La dosis de los suplementos orales de guggul también pueden oscilar entre los 6,25 a 132 mg al día.

Para bajar de peso, puede utilizarse 25 mg de guggul máximo 3 veces al día. Puede ser necesario colocarte ¼ de cucharadita de guggul debajo de la lengua y dejar que se disuelva.

También puedes prepararlo en forma de bebida mezclando ¼ de cucharadita de extracto de guggul con ½ cucharadita de triphala en polvo.

Revuélvelo en ½ taza de agua y déjalo reposar durante la noche. A la mañana siguiente pásalo por un colador y bebe el agua.

¡Advertencias!

Bajo ninguna circunstancia comiences a tomar guggul sin antes consultar con tu médico. Es importante que no improvises con las dosis, ya que puede ocasionar varios efectos secundarios.

El guggul puede ocasionar malestar estomacal, náuseas, vómitos, heces blandas, dolor de cabeza, diarrea, hipo y eructos. Algunas personas, pueden experimentar reacciones en la piel como picazón y sarpullido.

Embarazadas. El uso del guggul no es seguro durante el embarazo. En esta etapa puede estimular al útero y el flujo menstrual. Esto podría aumentar el riesgo de aborto espontáneo o parto prematuro.

Lactancia. No se conoce el efecto del guggul en esta etapa, por esta razón, es mejor no utilizarlo en esta etapa para evitar problemas.

Problemas de salud. Se recomienda evitar el uso de guggul si tienes trastornos hemorrágicos, ya que puede empeorar la condición.

Tampoco se recomendable utilizarlo en condiciones sensibles a hormonas como el cáncer de útero, cáncer de mama, fibromas uterinos, endometriosis, entre otros. Aunque puede ser beneficioso en las afecciones tiroideas, no debes utilizarlo sin antes hablar con tu médico.

Interacción con medicamentos

No tomes guggul si además te encuentras en tratamiento con estrógenos, ya que aumenta los efectos secundarios de estos.

También si estás tomando los siguientes medicamentos ten mucho cuidado al momento de utilizar guggul y siempre consulta antes con tu médico:

- ✓ Comprimidos anticonceptivos.
- ✓ Diltiazem.
- ✓ Lovastatina.
- ✓ Atorvastatina.
- ✓ Ketoconazol.
- ✓ Triazolam.
- ✓ Fármacos anticoagulantes o antiplaquetarios.
- ✓ Propranolol.
- ✓ Tamoxifeno.
- ✓ Hormonas tiroideas sintéticas.

Yerba mate la bebida que mejora tu rendimiento físico y quema la grasa

Se trata de una planta tradicional de América del sur, pero que cada vez más gana mayor popularidad en el resto del mundo.

Algunas personas afirman que aporta la fuerza del café, los beneficios del té, pero también la alegría del chocolate.

La yerba mate, proviene de las ramas de una planta conocida como *Ilex paraguariensis*. Estas hojas suelen secarse al fuego y luego se sumergen en agua caliente para tomarla como té.

Popularmente, esta bebida se toma en un recipiente conocido como calabaza. A menudo se bebe con una pajita de metal que tiene un filtro en su interior para colar los fragmentos de las hojas.

Beneficios para la salud

Ayuda a bajar de peso y reduce la grasa abdominal

Los estudios indican que la yerba mate, puede reducir el apetito mientras que a su vez estimula el metabolismo. El resultado es que ayuda a perder peso.

De hecho, estudios afirman que la yerba mate, parece reducir la cantidad total de las células de las grasas y la cantidad de grasa que contiene.

También incrementa la cantidad de grasa almacenada que se quema con el fin de obtener energía.

Durante 12 semanas se evaluó a personas con sobrepeso. El estudio mostró que, al tomar 3 gramos de yerba mate en polvo al día, se pierde 0,7 kg en promedio. Además, también se redujo la proporción cintura-cadera en un 2%. Esto indica que la grasa abdominal también disminuyó.

Las personas que toman cápsulas de yerba mate antes de hacer ejercicios, pierden un 24% más grasa que las personas que no toman yerba mate. Esto fue evaluado en estudios con ejercicios de intensidad moderada. Esto convierte a la yerba mate en un gran aliado en la pérdida de peso.

Otros beneficios para la salud:

Es rico en antioxidantes y nutrientes (como xantinas, derivados del cafeoilo, saponinas, polifenoles, entre otros).

Mejora la energía y también el enfoque mental.

Reduce la fatiga y mejora el rendimiento físico deportivo.

Protege contra infecciones. Bloquea la acción de la E. coli y también previene el crecimiento de *Malassezia furfur*.

Estimula al sistema inmunológico.

Contribuye a regular el azúcar en la sangre.

Disminuye el riesgo a desarrollar enfermedades del corazón.

¿Cómo tomarlo?

La forma típica para tomar yerba mate es prepararla en forma de infusión en un recipiente conocido como calabaza. Sin embargo, en caso de no tener este tipo de recipientes, también puedes prepararlo en una prensa francesa.

Puedes prepararlo en una calabaza. Tan solo llena el tercio inferior del recipiente con las hojas de mate secas o tostadas y luego, agrega el agua caliente.

Preparación de la yerba mate en tetera:

Ingredientes: necesitaras tan solo 1 cucharada de yerba mate seca y añejada y 2 tazas de agua.

Preparación: coloca la cucharada de yerba mate en una tetera y agrega las 2 tazas de agua hirviendo. Deja que repose durante unos 5 minutos y cuélalo en una taza.

Esta bebida se toma a menudo combinada con un poco de azúcar, jugo de limón o leche, de acuerdo a tus gustos. También puedes utilizar las mismas hojas frecuentemente completando con agua caliente.

También puedes tomar la yerba mate fría. Aunque primero tendrás que hacer el procedimiento anterior con agua caliente y dejar enfriar.

¡Advertencias!

La mayoría de las personas no presentan efectos adversos importantes. Sin embargo, debes tener presente que esta bebida contiene cafeína por lo que beber demasiada de ella puede ocasionar algunos problemas.

Los efectos secundarios más comunes asociados a la cafeína son:

- ✓ Insomnio.
- ✓ Nerviosismo.
- ✓ Inquietud.
- ✓ Malestar estomacal.
- ✓ Náuseas y vómitos.
- ✓ Aumento de la frecuencia respiratoria y cardíaca.

Estos efectos pueden aparecer en personas sensibles a la cafeína en dosis pequeñas.

Pero también cuando se ingieren grandes cantidades (por ejemplo, más de 12 tazas al día). Además, puede asociarse a síntomas como agitación, zumbido en los oídos, latidos cardiacos irregulares, dolor de cabeza, entre otros.

Algunos informes afirman que las personas que toman más de 1 o 2 litros de yerba mate al día tienen más riesgo de sufrir varios tipos de cáncer. Si, además, bebes alcohol o fumas, tu riesgo es mucho mayor.

Embarazo y lactancia: No debes utilizarlo en dosis mayores a 300 mg al día, es decir, aproximadamente 6 tazas al día. La cafeína de la yerba mate puede pasar a través de la placenta y alcanzar concentraciones muy elevadas en el feto. Muchos bebés, suelen presentar síntomas de abstinencia a la cafeína luego del nacimiento cuando su madre tomó demasiada cafeína durante el embarazo. Dosis demasiado elevadas de cafeína, además se ha asociado a aborto espontáneo, bajo peso al nacer y partos prematuros. Además, existe preocupación acerca de los químicos de la yerba mate que aumentan el riesgo de cáncer. Es mejor no tomarla durante la lactancia y tampoco dar de beber a los niños.

Problemas de salud

Cuando se combina yerba mate con el abuso del alcohol o el cigarrillo por tiempo prolongado, el riesgo a desarrollar cáncer aumenta de 3 a 7 veces.

La cafeína de la yerba mate retarda la coagulación, si tienes trastornos hemorrágicos, evita la yerba mate.

De igual manera, las personas con alteraciones cardíacas deben evitar la cafeína ya que puede alterar la forma en la que late su corazón.

Otros problemas que pueden empeorar con la cafeína de la yerba mate: presión arterial alta, glaucoma, síndrome de intestino irritable, osteoporosis, diarrea y diabetes.

Interacción con los medicamentos

Aunque el uso de la yerba mate es bastante común, debe evitar consumirla si además te encuentras tomando alguno de los siguientes medicamentos o fármacos:

- ✓ Efedrina.
- ✓ Drogas de abuso (anfetaminas y cocaína).
- ✓ Adenosina.
- ✓ Antibióticos quinolónicos (como ciprofloxacina, enoxacina, esparfloxacina, entre otros).
- ✓ Cimetidina.
- ✓ Clozapina.
- ✓ Dipiridamol.
- ✓ Disulfiram.
- ✓ Estrógenos.
- ✓ Fluvoxamina.

Consulta con tu médico antes de tomar cualquier sustancia nueva que pueda interferir con tu tratamiento médico habitual.

Té Pu-Erh el exótico té fermentado que te llena de energía mientras baja el abdomen

Se trata de un té fermentado elaborado de las hojas de un árbol conocido como el "árbol viejo salvaje" que crece en China en la provincia de Yunnan. El nombre científico de esta planta es *Camellia sinensis*.

Aunque proviene de la planta de té verde y té negro, el proceso de elaboración es diferente y, por lo tanto, también sus beneficios.

El Té Pu-Erh, se prepara a través de un proceso de fermentación y luego se almacena bajo alta humedad en un proceso conocido como "envejecimiento". Cuanto más se añeja este té, mejor es su sabor.

Beneficios para la salud

Promueve la pérdida de peso

Los estudios en animales y en probetas han mostrado que el té Pu-Erh, podría contribuir reducir la formación de grasa nueva. Además, quema la grasa corporal almacenada. El resultado es el aumento de la pérdida de peso.

Por otro lado, el té Pu-Erh, se fermenta lo que puede conducir a la producción de probióticos saludables. Estas son bacterias intestinales que benefician la salud corporal.

Un estudio mostró que las personas con sobrepeso que consumen 333 mg de extracto de té Pu-Erh 3 veces al día durante 12 semanas mejoran significativamente su peso corporal. Además, mejora el índice de masa corporal y reduce las mediciones de la grasa abdominal.

Sin embargo, es necesario investigar más a fondo estos beneficios para corroborar los resultados.

Otros beneficios para la salud:

Mejora el colesterol. Aumenta la cantidad de ácido biliar ligado a la grasa de la dieta para que sea excretado en las heces. Evita que la grasa se absorba y llegue a la sangre.

Podría proteger contra el desarrollo de distintos tipos de cánceres.

Ayuda a mejorar la salud del hígado al prevenir o revertir la enfermedad del hígado graso no alcohólico.

¿Cómo tomarlo?

Puedes tomar 1 taza después de las comidas. La mayoría de las personas puede beber hasta 3 tazas al día sin ningún problema. Sin embargo, recuerda que esta infusión contiene cafeína, por lo que debes evitar beberlo en exceso.

Necesitarás 3 o 4 gramos de hojas de té sueltas por cada taza que prepararás.

Pasos:

Coloca las hojas sueltas de té Pu-Erh en la tetera y agrega suficiente agua hirviendo hasta que logres cubrir las hojas. Luego, desecha el agua y repite este paso una segunda vez. Este proceso se conoce como "enjuague" y se realiza para garantizar que el té que beberás será de alta calidad.

Una vez realizado el enjuague, llena la tetera con agua hirviendo y déjala reposar de 2 a 5 minutos. Cuanto más tiempo permanezca reposando puedes obtener sabores más intensos.

Sirve y disfruta. Puedes agregarle adicionalmente leche o edulcorante si prefieres.

¡Advertencias!

Hasta 4 tazas al día se considera bastante seguro para la mayoría de las personas. Sin embargo, algunas personas pueden desarrollar efectos secundarios asociados a la cafeína. Por ejemplo, nerviosismo, irritabilidad, problemas intestinales, entre otros. De igual manera tomarlo en exceso puede ocasionar estos mismos síntomas y ocasionar dependencia.

Durante el embarazo puedes tomar solo 300 mg de esta bebida. Tomar más de esta cantidad puede aumentar el riesgo de abortos espontáneos. De igual manera, durante la lactancia, no debe excederse a 1 o 2 tazas por día. Esto se debe a que la cafeína puede pasar a la leche materna y ocasionar los mismos efectos secundarios a la cafeína en el bebé.

Las bebidas con cafeína como el Té Pu-Erh, no deben consumirse si tienes problemas hemorrágicos o trastorno de ansiedad ya que puede empeorar estas condiciones. De igual manera, evita tomar cafeína si tienes diarrea, alteraciones cardíacas, entre otras. Consulta con tu médico si sufres de algún tipo de enfermedad antes de consumirlo.

Interacción con los medicamentos

No debes tomar té de Pu-Erh, si te encuentras tomando cimetidina o efedrina. También debes tener cuidado cuando tomes té Pu-Erh en conjunto con adenosina, algunos antibióticos, entre otros.

Si te encuentras tomando cualquier tipo de medicamento, habla con tu proveedor de salud si puedes incluir el té de Pu-Erh como apoyo para adelgazar.

Coleo indio el tratamiento para el asma que adelgaza

También conocido como *Coleus forskohlii*. Se trata de una planta que crece en las regiones tropicales del continente asiático como Tailandia, Nepal y la India. Es una planta proveniente de la familia de la menta.

Desde hace siglos, esta planta se utiliza por sus propiedades medicinales debido a las sustancias que contiene en sus raíces.

La principal sustancia a la cual se atribuyen los beneficios del coleo es la forskolina, una sustancia natural extraída de la raíz de esta planta.

Beneficios para la salud

Ayuda a perder peso

La forskolina, ayuda al cuerpo a deshacerse de la grasa adicional al promover la formación de enzimas conocidas como lipasa y adenilato ciclasa. Estas dos enzimas se encargan de liberar las grasas de las células del cuerpo. Una vez que la grasa queda libre, el cuerpo puede quemarla para utilizarla como combustible.

Un estudio publicado en la revista Obesity Research, mostró que tomar suplementos de forskolina dos veces al día, es útil para mejorar la pérdida de peso y aumentar la masa muscular.

El estudio se elaboró en un grupo de hombres obesos y con sobrepeso durante 12 semanas. Además, el mismo estudio mostró que aumentó tanto el nivel de testosterona como la masa ósea mientras tomaban la forskolina.

Sin embargo, es importante acompañar esta planta con otras medidas orientadas hacia la pérdida de peso si en realidad quieres ver resultados.

Otros estudios muestran resultados no tan eficaces en la reducción de peso. Por esta razón, los científicos coinciden que falta mucha investigación sobre los efectos de la forskolina. Además, bajo ningún concepto puede considerarse al coleo indio como una planta milagrosa para adelgazar.

No obstante, puede ayudarte a perder peso o también a mantenerlo combinado con dieta y ejercicio.

Otro de lo beneficios del coleo atribuido a la forskolina, es que puede ayudar a combatir los ataques de asma. De hecho, algunos estudios afirman que la forskolina puede ser incluso más efectiva que el cromoglicato de sodio, un medicamento utilizado para aliviar el asma.

Otros beneficios para la salud:

Mejora la función del corazón en personas con miocardiopatía congestiva.

Puede ayudar a disminuir los síntomas del ojo seco.

Algunos estudios afirman que el coleo combate la disfunción eréctil y mejora la función sexual en hombres con este problema.

Reduce ligeramente la presión arterial alta.

Contribuye a tratar el glaucoma.

¿Cómo tomarlo?

El coleo indio puede comprarse en tiendas de productos naturales o también puedes comprarlo en línea.

Puede tomarse en forma de infusión o comprado suplementos de forskolina. Puedes encontrarlo y forma de cápsulas, tinturas, extractos y geles blandos.

No existen pautas precisas que indiquen la dosificación ideal. Sin embargo, generalmente puedes encontrar los suplementos en productos que oscilan entre los 385 a 500 miligramos.

Lee cuidadosamente el empaque y nunca excedas las dosis recomendadas que aparecen en la etiqueta del producto.

Preparación de gel de coleo

Necesitarás 1 gel suave de Coleus, una cucharadita de jugo de lima y una taza de agua. Perfora el gel y saca todo su contenido agregándolo en una taza de agua fría. Luego añade el jugo de lima y revuelve bien. Puedes tomar esta preparación 1 o 2 veces al día o según indique el empaque.

El coleo también puede ser administrado a través de las venas e inhalado. Sin embargo, esto solo puede ser indicado y administrado bajo supervisión médica.

¡Advertencias!

Cuando se toma por vía oral en dosis menores de 500 miligramos, el coleo es seguro para la mayoría de los adultos. No obstante, puede ser peligroso tomarlo en dosis demasiado altas.

El coleo puede ocasionar efectos secundarios como diarrea o heces blandas.

Cuando se administra de forma intravenosa, el coleo puede ocasionar hipotensión arterial y enrojecimiento. Además, al inhalarlo algunas personas pueden desarrollar irritación de garganta, temblores, inquietud y tos.

Embarazo. No debe administrarse coleo durante el embarazo. Las dosis altas pueden ralentizar o detener el crecimiento del bebé durante el embarazo. No tomes esta planta si estás embarazada o si sospechas de ello.

Lactancia. No se conoce el efecto que puede ocasionar el coleo durante la lactancia. Por esta razón, es mejor evitar utilizarlo en esta etapa.

Condiciones médicas especiales. La forskolina, puede empeorar los síntomas de los trastornos hemorrágicos y aumentar el riesgo de tener hemorragias. Tampoco se recomienda utilizar el coleo si tienes alguna enfermedad cardíaca ya que podría interferir con el tratamiento. Si tienes algún problema de salud pregunta siempre a tu médico si puedes tomar cualquier tipo de planta para bajar de peso.

Interacción a los medicamentos

No combines la forskolina con los siguientes medicamentos:

- ✓ Bloqueadores de los canales de calcio (nifedipina, verapamilo, amlodipina, entre otros).
- ✓ Nitratos (isosorbide, nitroglicerina).
- ✓ Anticoagulantes y antiplaquetarios (aspirina, clopidogrel, ibuprofeno, heparina, enoxaparina, otros).

Caralluma el cactus que alivia la ansiedad y reduce tu apetito

También conocido como *Caralluma fimbriata*, se trata de una especie de cactus comestible que crece en la India. Es tan popular en toda la India, que incluso puedes hallarlo al borde de las carreteras en ese país.

Ha sido utilizado desde hace miles de años como parte de las poblaciones nativas para suprimir el apetito.

Esta planta puedes encontrarla también en algunas regiones de África, el medio oriente y en el sur de Europa, especialmente en las Canarias.

La planta Caralluma, suele incluirse en varias pastillas o suplementos para adelgazar.

Beneficios para la salud

La Caralluma podría actuar al aumentar el nivel de un neurotransmisor en el cerebro conocido como serotonina. Esta sustancia afecta directamente sobre el apetito.

Las investigaciones sobre el extracto de Caralluma, muestran que esta planta es eficaz para ayudar a reducir la ingesta de alimentos.

Además, aumenta la sensación de saciedad y también parece tener un impacto positivo en la reducción del tamaño de la cintura.

Un estudio realizado en Australia mostró que la suplementación con Caralluma puede frenar la obesidad central o abdominal, cuando es combinada con actividad física y control dietético.

Por otro lado, la Caralluma es útil para frenar los comportamientos compulsivos que conducen a la sobrealimentación en niños y adolescentes con el síndrome de Prader-Willi. Esta es una rara enfermedad de origen genética que causa obesidad, discapacidad de aprendizaje y baja estatura. La Caralluma, parece efectiva para ayudar a estos niños a controlar sus impulsos alimenticios.

Un estudio realizado durante 12 semanas encontró que las personas que toman Caralluma obtuvieron una reducción significativamente mayor del peso corporal y la grasa abdominal a diferencia de las personas que no tomaban esta planta.

Por supuesto, ninguna medida complementaria será tan buena para reducir el peso corporal como la dieta y el ejercicio. No obstante, esta planta podría ayudarte a controlar esos ataques de hambre incontrolable.

Además, otros estudios han mostrado que la Caralluma puede ayudar a aliviar la ansiedad persistente asociada a una preocupación y tensión exagerada. También puede ser útil para obtener alivio y calmar el estrés.

Los estudios de la Caralluma pueden ser insuficientes actualmente, sin embargo, los resultados actuales hacen de esta planta muy prometedora para contribuir a bajar de peso.

¿Cómo tomarlo?

Esta planta puede utilizarse de varias maneras. En la India, muchas personas lo comen en su forma cruda, aunque también pueden ser hervidas antes. Sin embargo, ten cuidado, el olor puede ser un poco intenso o desagradable para muchas personas.

También puedes cocinarla como una verdura con especias y condimentos de tu elección. Puedes prepararlo en encurtidos o chutneys. En nuestro mundo occidental, es más comúnmente utilizado en forma de suplemento.

Puedes comprarlo en tiendas naturales. La dosis recomendada es 500 miligramos y puedes tomarlo hasta 2 veces al día. Solo evita tomarlo por más de 60 días consecutivos.

Siempre asegúrate de leer las especificaciones del empaque antes de utilizarlo y seguir las instrucciones y dosis recomendadas.

¡Advertencias!

Aunque esta planta es inofensiva para la mayoría, si tomas demasiado de ella o durante mucho tiempo, puedes desarrollar efectos secundarios.

La Caralluma puede ocasionar algunos síntomas desagradables en ocasiones, sin embargo, por lo general son síntomas leves. Puedes tener malestar estomacal, dolor de estómago, gases intestinales y estreñimiento.

Luego de una semana, estos efectos a menudo desaparecen sin necesidad de alguna intervención.

Embarazo y lactancia. Actualmente no se conoce el efecto de esta planta sobre la madre o el bebé durante el embarazo.

De igual manera, no hay suficiente información confiable que afirme su seguridad durante la lactancia.

Lo mejor que puedes hacer en ambos casos, es no utilizar la planta o el suplemento de Caralluma durante el embarazo y tampoco durante la lactancia.

En el caso de situaciones especiales de salud, no se tiene información suficiente sobre el efecto de esta planta. Habla con tu médico en caso de que tengas alguna condición especial de salud antes de utilizar Caralluma.

De igual manera, no se conoce cómo las sustancias de la Caralluma pueden interactuar con los medicamentos.

No comiences a tomar ningún suplemento o tratamiento herbal sin antes consultar con tu médico. Especialmente si te encuentras en tomando algún tipo de medicamento.

CAPÍTULO 10. SUPLEMENTOS

Si quieres bajar de peso, seguramente ya habrás escuchado de cientos de suplementos "milagrosos" para adelgazar. Sin embargo, aunque existen muchísimas opciones en el mercado, es importante considerar algunos aspectos.

Algunos suplementos para bajar de peso, son un buen complemento para apoyar otras medidas para adelgazar. Muchos de estos suplementos pueden reducir tu apetito evitando que comas en exceso, otros podrían disminuir la absorción de la grasa ayudándote a reducir las calorías que consumes y otros podrían incluso aumentar la quema de grasa.

No obstante, existe cierta controversia acerca de la efectividad y la seguridad de estos suplementos ya que muchos de ellos no cuentan con regulaciones o supervisión de las entidades de salud locales.

Ahora bien, a pesar de las opiniones tan diversas, muchos suplementos cuentan con beneficios muy interesantes para ayudarte a reducir esos kilos de más.

En este capítulo, conocerás algunos de los suplementos más efectivos para ayudarte a bajar de peso rápidamente. Recuerda, si quieres obtener resultados importantes y perdurables, debes combinar estas medidas con una buena alimentación y actividad física regular.

Garcinia cambogia, reduce centímetros de cintura y mejora tus resultados deportivos

Se trata de un suplemento popular para adelgazar derivado de una pequeña fruta en forma de calabaza, también conocida como tamarindo Malabar o *Garcinia gummi-gutta*. Esta fruta tiene color amarillo o verdoso. La garcinia es un pequeño árbol originario de la India y del sudeste asiático.

En la cáscara de la fruta se encuentra una sustancia conocida como ácido hidroxicítrico químico (o HCA). Esta sustancia es a la cual se le atribuyen las propiedades de esta fruta y suele emplearse para la elaboración de algunos medicamentos.

Beneficios para la salud

Los suplementos para adelgazar a base de *Garcinia cambogia*, se fabrican con extractos de la cáscara de esta fruta para obtener la mayor cantidad del ácido hidroxicítrico.

Muchos estudios en humanos, han mostrado que este suplemento es muy efectivo en la pérdida de peso.

De hecho, algunos estudios afirman que la suplementación con garcinia puede contribuir a perder alrededor de 0,88 kg de peso a partir de 2 a 12 semanas.

La forma en la que la garcinia ayuda a reducir la grasa corporal es a través de varios mecanismos. El primero, consiste en que pude reducir tu apetito y además te hace sentir lleno por más tiempo.

Todavía no se conoce bien cómo la garcinia logra este efecto. Sin embargo, los investigadores sospechan que el ácido hidroxicítrico aumenta la cantidad de serotonina en el cerebro. Como resultado, la serotonina suprime el apetito.

De esta manera, al comer menos será mucho más fácil volver a tu peso ideal.

En segundo lugar, la *Garcinia cambogia*, puede bloquear la producción de grasa mientras aumenta la quema de grasa abdominal. Este beneficio parece ser más significativo en las personas con sobrepeso.

Además, no solo ayuda a quemar la grasa de tu cintura, también puede ayudar a regular las grasas en tu sangre. La garcinia reduce los niveles de colesterol LDL o "malo" en un 12% mientras que aumenta en un 10% el colesterol HDL o "bueno". También reduce los triglicéridos.

El mecanismo por la cual la garcinia reduce las grasas es porque bloquea una enzima conocida como citrato liasa. Una vez bloqueada esta enzima, se reduce o se bloquea la producción de grasas en el cuerpo.

Por otro lado, la garcinia también mejora el desempeño atlético en las mujeres que no acostumbran a entrenar regularmente. Los estudios muestran que el ácido hidroxicítrico, aumenta la cantidad de tiempo que las mujeres no entrenadas se mantienen ejercitando. Si estás comenzando un nuevo estilo de vida saludable, basado en ejercicios y una dieta balanceada, la garcinia puede ser una gran opción.

Otros beneficios para la salud:

- ✓ Reduce los niveles de insulina.
- ✓ Ayuda a disminuir la inflamación.
- ✓ Mejora el control del azúcar en la sangre.
- ✓ Incrementa la sensibilidad a la insulina.
- ✓ Podría proteger el estómago contra las úlceras y el daño del revestimiento interno del tracto digestivo.

¿Cómo tomarlo?

Como fruta, la *Garcinia cambogia* tiene un sabor muy ácido y no suele comerse sin antes cocinarlo.

Para tomar la garcinia en forma de suplemento, puedes seguir las dosis recomendadas en el empaquetado o hasta 2800 mg del ácido hidroxicítrico al día.

Este suplemento puedes comprarlo en tiendas naturistas o farmacias: También es posible hallarlo en línea.

Se recomienda que obtengas aquellos suplementos que tengan entre un 50 a 60% del ácido hidroxicítrico.

Aunque las dosis pueden variar de acuerdo al producto que compres, se estima seguro tomar una dosis de 500 mg 3 veces al día. Debes tomar este suplemento por lo menos 30 a 60 minutos antes de las comidas.

Es importante considerar que este suplemento ha sido evaluado durante un plazo máximo de 12 semanas. Por esta razón, es importante interrumpir su consumo cuando hayan transcurrido 3 meses. Deja de utilizar este producto durante 1 semana luego que hayan transcurrido 3 meses de su uso.

¡Advertencias!

Existe preocupación acerca del efecto de la garcinia sobre el hígado. Ha habido informes que asocian su uso con problemas hepáticos graves en algunas personas. Sin embargo, la relación de este efecto no está del todo clara y no ocurre en todas las personas.

Los efectos secundarios asociados al uso de *Garcinia cambogia* son síntomas digestivos como malestar intestinal, náuseas, dolor de cabeza y erupciones en la piel. Suelen ser reacciones leves.

Estudios en animales muestran que es posible que ocurra atrofia testicular o encogimiento de los testículos cuando se toma dosis muy por encima de la dosis máxima recomendada.

No tome este suplemento si tiene alguna condición especial de salud. Antes consulta siempre con tu médico.

Si estás embarazada o sospechas de ello, no debes tomar *Garcinia cambogia*, principalmente debido a que se desconoce los efectos que pueda ocasionar en el bebé o la madre. Así mismo, no se recomienda su uso en mujeres que están amamantando.

Situaciones especiales

La garcinia ha demostrado empeorar la manía en las personas que tienen trastorno bipolar. No debes utilizar garcinia si sufres de este problema. Si tienes problemas de hígado o alto riesgo hepático, o utilices este suplemento.

No se conoce el efecto de la garcinia sobre los medicamentos. Siempre habla con tu médico si te encuentras tomando cualquier tipo de medicamento.

Cafeína, el suplemento estimulante que mejora tu atención y quema calorías

La cafeína se trata de una sustancia popular encontrada en el café, la cola, el té, el mate, la guaraná, entre otras sustancias.

Popularmente, la cafeína se conoce por su efecto estimulante del sistema nervioso central, con lo cual se obtiene un estado de alerta mental. No obstante, este no es el único uso que puede atribuirse a la cafeína.

Beneficios para la salud

La cafeína puede utilizarse frecuentemente en combinación con analgésicos y también en combinación de una sustancia conocida como ergotamina para el tratamiento de las migrañas.

Aunque también puede utilizarse para tratar los dolores de cabeza simples o para prevenir su aparición luego de haber recibido una anestesia epidural.

También, la cafeína es utilizada en el tratamiento del asma y en trastornos de la vesícula biliar. Aunque no existe suficiente evidencia sobre estos usos.

Por otro lado, la cafeína es la sustancia estimulante más utilizada entre los deportistas. De hecho, la Asociación Nacional de Atletismo Colegiado, permite tomar cafeína en dosis inferiores a 15 mcg/ml. Para que una persona promedio alcance estas concentraciones, debería tomar alrededor de 8 tazas de café al día.

La principal función de la cafeína consiste en estimular al sistema nervioso central un efecto adicional es que puede aumentar el metabolismo en un 11% y conseguir perder hasta 13% más de grasa.

Si consumes alrededor de 300 mg de cafeína al día, puedes quemar 79 calorías adicionales.

Probablemente parezca una cantidad muy pequeña, pero este exceso de calorías, representa haber aumentado 1 kilo más de grasa al año.

Algunos estudios afirman que la cafeína podría incrementar la quema de grasa hasta un 29% al conseguir aumentar el metabolismo.

Sin embargo, es posible que los suplementos de cafeína no sean suficientes para bajar de peso de forma definitiva por si solos. No obstante, sí pueden contribuir a mejorar tu rendimiento físico durante el ejercicio. Además, podría disminuir la sensación de cansancio.

Muchos suplementos para adelgazar incorporan cafeína para potenciar los resultados. Si además lo combinas con ejercicios regularmente y una dieta baja en calorías, harás de tu metabolismo una poderosa máquina quema grasa.

Otros beneficios para la salud:

Podría reducir el riesgo de problemas pulmonares en bebés prematuros (solo debe ser indicado y suministrado por un médico calificado. Jamás intentes administrar cafeína a un bebé).

Reduce el riesgo a desarrollar diabetes tipo 2.

Ayuda a mejorar la memoria.

Disminuye el riesgo a desarrollar Alzheimer y Parkinson.

Reducen el riesgo a desarrollar accidentes cerebrovasculares.

¿Cómo tomarlo?

La cafeína puedes obtenerla de varias fuentes diversa. La más popular y habitualmente utilizada es a través del consumo de bebidas con cafeínas como café, té, bebidas energéticas, entre otras.

Una taza de café aporta entre 95 a 200 mg de cafeína. Por otro lado, una taza de té negro de 200 mililitros aproximadamente aporta alrededor de 40 a 120 mg de cafeína.

En una taza de té verde se encuentran entre 15 a 60 mg de cafeína. Otra manera de obtener cafeína son los refrescos como la cola, la cual aporta entre 20 a 80 mg de cafeína. Sin embargo, si estás buscando perder peso, es recomendable mantenerse alejado de las sodas y las bebidas azucaradas.

Cuando se utiliza la cafeína en forma de suplemento para adelgazar, se emplea 200 mg dos o tres veces al día, en ocasiones puede combinarse con otras sustancias.

De igual manera, si buscas mejorar tu rendimiento deportivo, puedes beber cafeína entre 2 a 10 mg por cada kilogramo de peso. Sin embargo, evita tomar dosis demasiado elevadas.

Es importante que revises cuidadosamente las instrucciones del producto que adquieras en la farmacia o en la tienda de suplementos. Cada producto puede variar en cuanto a su uso. También es importante que hables con tu médico antes de incluir los suplementos de cafeína de manera regular.

¡Advertencias!

La cafeína podría tener algunos efectos secundarios incluso en dosis muy bajas en algunas personas. Sin embargo, para la mayoría de los adultos sanos, estos efectos secundarios ocurren cuando se utiliza dosis superiores a los 400 mg de cafeína al día. Esta dosis equivale a 4 tazas de café. Por lo tanto, es recomendable no exceder su consumo.

Los efectos secundarios asociados a la cafeína incluyen nerviosismo, inquietud, insomnio, alteraciones digestivas, aumento de la frecuencia del corazón y la respiración, náuseas, dolor de cabeza, entre otros.

Para algunas personas demasiado sensibles a la cafeína o aquellas que tomen dosis excesivamente elevadas, es posible que ocurran efectos secundarios más graves.

A mayores dosis de cafeína algunas personas pueden experimentar dolor en el pecho, latidos irregulares del corazón, entre otros.

Embarazo y lactancia. Algunos médicos consideran que la cafeína no es segura como suplemento durante el embarazo y la lactancia.

La cafeína podría consumirse a través de bebidas en esta etapa en dosis menores a los 300 mg, lo cual equivale a 3 tazas de café al día. Cantidades superiores a esta puede ocasionar efectos indeseados tanto en la madre como en el bebé.

Situaciones especiales de salud. La cafeína podría empeorar los síntomas asociados al trastorno de ansiedad y el trastorno bipolar.

Además, las personas con trastornos hemorrágicos pueden obtener un empeoramiento de sus síntomas aumentando el riesgo de hemorragias.

Las personas con diabetes, afecciones cardíacas o cualquier enfermedad crónica, deben consultar con su médico antes de tomar suplementos de cafeína para adelgazar. Además, en ocasiones puede ser necesario limitar el consumo de bebidas con cafeína ya que podrían interferir con el efecto de algunos medicamentos.

Interacciones con los medicamentos. Cuando se toma de fuentes alimenticias la cafeína no suele ocasionar problemas. Sin embargo, si estás tomando medicamentos como la adenosina o algunos antibióticos, debes hablar con tu médico.

El consumo elevado de cafeína podría reducir la capacidad del cuerpo para absorber algunos medicamentos. Por esta razón, es importante moderar el consumo cuando se está siguiendo cualquier tratamiento médico.

Otros medicamentos que debes tener precaución al combinarla con la cafeína es la cimetidina, el disulfiram, clozapina, estrogenos, entre otros.

Glucomanano para aliviar el estreñimiento mientras bajas de peso

El Glucomanano se trata de una fibra dietética la cual se elabora generalmente a partir de la raíz de una planta conocida como "Konjac". Esta planta también se le conoce como ñame de elefante.

La función principal de esta fibra es que el glucomanano absorbe agua y se vuelve gelatinoso. Alrededor del 40% del ñame de elefante está conformado por glucomanano. Esta planta es originaria del continente asiático.

Es una de las fibras dietéticas más viscosas que existen y esta capacidad de absorción de agua es el principal mecanismo al cual se le atribuyen sus beneficios.

De hecho, es tan eficaz que tan solo una pequeña cantidad de glucomanano agregada a un vaso de agua transforma todo el contenido del vaso en un gel.

Beneficios para la salud

El glucomanano, tiene unas propiedades muy interesantes que te ayudarán a bajar de peso y ayudarán a mejorar tu digestión. En primer lugar, es muy baja en calorías, por lo que no ocasionará un descontrol en tu conteo de calorías.

Además de esto, al absorber agua, el glucomanano aumenta su tamaño y ocupa espacio en el estómago. Esto promueve la sensación de estar lleno o satisfecho evitando que comas excesivamente.

Otro de sus beneficios es que el glucomanano retrasa el vaciado del estómago prolongando el tiempo de saciedad. Pero eso no es todo, además, disminuye la absorción de las grasas de los alimentos.

Los estudios en humanos afirman que utilizar el glucomanano como suplemento para adelgazar es efectivo cuando se consume regularmente. Tanto las personas con sobrepeso, como las obesas pueden obtener beneficios adelgazantes con este suplemento.

Es aún más eficaz cuando combinas este beneficio con una dieta saludable orientada hacia la pérdida de peso. Los estudios en humano han mostrado que utilizar el glucomanano en combinación con una dieta saludable podría contribuir a perder entre 3,6 a 4,5 kilogramos de peso en solo 5 semanas.

Otro beneficio que tiene el glucomanano es que, gracias a ser una fibra soluble en agua, ayuda mejorar la salud intestinal.

Uno de estos beneficios intestinales que funciona como alimento de las bacterias saludables que viven en nuestros intestinos. Esto puede contribuir a una mejor salud digestiva. Por otro lado, el glucomanano al absorber agua forma una fibra voluminosa que regulariza las deposiciones combatiendo el estreñimiento.

Otros beneficios para la salud:

Reduce el colesterol total y el colesterol LDL o colesterol "malo".

Disminuye el nivel de triglicéridos en la sangre.

Ayuda a regular el nivel de azúcar en la sangre.

Reduce el riesgo a desarrollar problemas cardiovasculares.

Disminuye la presión arterial alta.

¿Cómo tomarlo?

El glucomanano es un suplemento fácil de conseguir en tiendas de suplementos e incluso a través de Amazon u otras páginas de ventas en internet.

Debes tomarlo por lo menos media hora antes de las comidas.

Para tratar el estreñimiento y la obesidad, puedes tomar dosis de 2 a 4,5 gramos al día divididos en varias dosis o en dosis únicas. Evita tomarlo por más de 12 semanas consecutivas.

Algunos científicos consideran suficiente tomar 1 gramo 3 veces al día para reducir el peso corporal.

Tómalo antes de las comidas entre 15 minutos a 1 hora antes de estas. Al consumirlo debes tomar al menos 1 o 2 vasos de agua para evitar reacciones indeseadas.

Revisa y sigue siempre las indicaciones de uso en el empaque del producto que compres.

¡Advertencias!

El glucomanano, en realidad es seguro para la mayoría de los adultos cuando se consume en forma de suplementos en polvo o cápsulas.

Sin embargo, no debes exceder uso de manera prolongada, es decir, debes interrumpir su uso luego de 12 semanas de uso consecutivo.

Las tabletas sólidas que contienen glucomanano pueden no ser seguras ya que podrían ocasionar obstrucciones de garganta u obstrucción intestinal.

Es importante recordar tomarlo en la dosis y en la forma indicada por el empaque. El glucomanano se puede expandir antes de llegar al estómago lo que podría ocasionar asfixia o bloqueo del esófago.

Con la dosis y el método correcto de administración, todavía algunas personas podrían experimentar efectos secundarios leves como flatulencia, heces blandas o diarrea e hinchazón. Aunque estos efectos no son muy frecuentes.

Embarazadas y lactancia. En vista que no existe suficiente evidencia de cómo afecta el glucomanano en estas etapas, se recomienda evitar su consumo.

Interacción a los medicamentos

Combinar el glucomanano con algunos medicamentos puede ocasionar alteraciones en su función.

Por ejemplo, los medicamentos antidiabéticos. Al combinar el glucomanano con medicamentos para la diabetes como la glimepirida, insulina u otros, el glucomanano podría reducir aún más el azúcar en la sangre y aumentar el riesgo de ocasionar hipoglucemias.

Esta es una condición peligrosa en la que el azúcar se encuentra en niveles demasiado bajos.

Por otro lado, el glucomanano suele absorber sustancias que se encuentran en el sistema digestivo, si combinas cualquier medicamento con el glucomanano la absorción del medicamento puede ser menor a la deseada.

Esto puede ocasionar que tus medicamentos no funcionen tan bien como deberían.

Una forma de prevenir este efecto es tomar el glucomanano por lo menos 1 hora después de haber tomado los medicamentos.

Ácido linoleico el quemador de grasa que aumenta tus músculos

El ácido linoleico se trata del ácido graso omega-6 más común que puedes hallar en los aceites vegetales.

Desde el punto de vista químico existen 28 formas distintas del ácido linoleico, conocido también por sus siglas CLA.

El ácido linoleico es un tipo de grasa conocida como omega-6 poliinsaturado debido a su estructura química, técnicamente esto la convierte en una grasa trans de origen natural.

No obstante, a pesar de ser una grasa trans, este tipo de grasa se encuentra en diversos alimentos saludables. Algunos ejemplos son la carne de res y los lácteos.

Por años, el ácido linoleico ha sido un popular suplemento para bajar de peso.

Beneficios para la salud

El ácido linoleico, es uno de los ingredientes más estudiados a nivel mundial debido a sus posibles efectos en la pérdida de peso.

Estudios en animales han mostrado que este suplemento es capaz de reducir la ingesta de alimentos. Esto lo hace debido a que disminuye el apetito.

También pueden aumentar la quema de grasa mientras que estimula la degradación de las grasas. Además, impide que se produzca nueva grasa en el cuerpo.

Pero estos beneficios no solo han sido estudiados en animales. Estudios en humanos han identificado los mismos resultados.

De hecho, estudios afirman que el ácido linoleico puede mejorar la composición corporal y aumentar la masa muscular.

Esto es particularmente extraordinario porque si quieres adelgazar y mejorar tu figura, es absolutamente necesario aumentar la masa en tus músculos.

De acuerdo con los estudios sobre el ácido linoleico, durante los primeros 6 meses de uso, la pérdida de peso es más pronunciada. Después de este tiempo se estabiliza hasta los siguientes 2 años.

En promedio, puedes perder alrededor de 0,2 libras o 900 gramos de peso por semana durante 6 meses.

El ácido linoleico agregado a la leche parece ejercer un mejor efecto en la pérdida de grasa en adultos obesos.

Otros beneficios para la salud:

Parece reducir la presión arterial alta.

Podría contribuir a la reducción del riesgo de algunos tipos de cáncer.

¿Cómo tomarlo?

Recordemos, que puedes obtener ácido linoleico a través de algunos alimentos como los lácteos y la carne de res.

También puedes obtenerlo en forma de suplemento tomando una dosis de 1,8 a 3 gramos al día. Con esta dosis será suficiente para conseguir bajar algunos de esos kilos de más.

Sin embargo, no debes exceder a dosis por encima de 3,4 gramos al día, ya que no ofrecen ningún beneficio adicional en la pérdida de peso y, por el contrario, podría aumentar el riesgo de tener efectos indeseados.

Este suplemento también puede ser utilizado para tratar a obesidad en niños entre 6 a 10 años. No obstante, siempre debes preguntar con su pediatra antes de administrar cualquier tipo de suplemento o tratamiento.

Nunca olvides revisar las indicaciones y recomendaciones sugeridas en el producto que adquieras. En ocasiones las dosis y los métodos de uso pueden variar.

¡Advertencias!

Cuando obtienes el ácido linoleico de fuentes alimenticias, se considera una sustancia bastante segura.

No obstante, cuando se toma en cantidades medicinales, es decir, en suplementos, es posible que algunas personas presenten algunos efectos secundarios.

Algunos de estos efectos son malestar estomacal, diarrea, fatiga, náuseas, dolor de espalda, dolor de cabeza, entre otros. El uso de ácido linoleico conjugado en forma de suplemento también podría ocasionar toxicidad hepática.

Sin embargo, esto es extremadamente inusual que suceda. Aunque si tienes cualquier problema de hígado, es recomendable no utilizar este suplemento.

Embarazo y lactancia. La mayoría de las mujeres en estas etapas consumen ácido linoleico de fuentes alimenticias y no presentan ningún efecto indeseado.

No obstante, hay muy poca información acerca de mujeres que hayan utilizado el CLA en forma de suplemento durante el embarazo o la lactancia.

Debido a esto, debes evitar utilizar este producto y mantenerte en el lado seguro.

Condiciones especiales

Las personas con algún tipo de trastorno hemorrágico deben mantenerse alejadas del ácido linoleico en forma de suplemento. Diversos estudios afirman que podría empeorar sus síntomas.

El ácido linoleico puede aumentar el riesgo de hemorragias y hematomas en este tipo de trastornos.

Por otro lado, existe preocupación acerca del uso del CLA en personas con diabetes. Algunos estudios sugieren que podría empeorar la diabetes o empeorar el control del azúcar en la sangre.

De igual manera, las personas con síndrome metabólico deben ser cautelosas al momento de utilizar este suplemento, ya que podría incrementar el riesgo de diabetes en personas con esta condición.

Esto se debe a que el ácido linoleico podría ocasionar inflamación y ocasionar resistencia a la insulina.

Además, también podría reducir el colesterol HDL o "bueno", el cual ayuda al cuerpo a deshacerse del colesterol LDL o "malo" y protege contra las enfermedades cardiovasculares.

No obstante, es posible que estos efectos negativos se atribuyan al uso de dosis excesivamente elevadas. Por esta razón, es fundamental mantenerse dentro de las dosis recomendadas.

Interacción a los medicamentos

No se tiene suficiente información actualmente acerca de cómo el ácido linoleico podría afectar a otros medicamentos.

Por esta razón, si te encuentras tomando cualquier medicamento, consultes con tu doctor antes de iniciar a tomar este tipo de suplementos.

Además, debes vigilar cualquier síntoma inusual que aparezca luego de comenzar a utilizar este suplemento.

No dejes de utilizar ningún medicamento sin antes consultarlo con tu médico.

Naranja amarga, el suplemento estimulante que adelgaza

La naranja amaga es un árbol proveniente del continente asiático, aunque actualmente también se encuentra en América, Europa y África.

Su nombre científico es *Citrus aurantium*, y suele utilizarse de esta planta tanto las hojas, las flores, las cáscaras y las frutas para elaborar diversos medicamentos.

Esta planta también suele conocerse como naranja agria y naranja de Sevilla. Se trata de una fruta cítrica muy utilizada en la medicina complementaria y en forma de suplementos herbales.

Esta fruta tiene una forma ovalada y su color es rojo anaranjado cuando se encuentra en su estado maduro. Es una fruta amarga, aunque puede utilizarse para elaborar mermeladas.

Beneficios para la salud

Los componentes encontrados en esta fruta, han sido utilizados durante más de 20 años como suplementos para adelgazar. Además, tienen otros interesantes beneficios.

La sinefrina o p-sinefrina, es el principal componente de interés en esta fruta. Es el principal extracto que se obtiene y su composición química se asemeja a la efedrina.

La efedrina es un compuesto natural utilizado también para adelgazar, sin embargo, actualmente se desaconseja su uso debido a la preocupación que existe sobre su efecto cardiovascular.

No obstante, la sinefrina es menos potente que la efedrina, por lo que su efecto cardiovascular es menos preocupante.

La sinefrina también tiene una estructura muy similar a las hormonas asociadas a la huida o lucha conocida como epinefrina y norepinefrina. Como resultado, pueden incrementar la frecuencia de tu corazón.

Además, esta sustancia puede hacer que tus vasos sanguíneos se contraigan y puede elevar la presión arterial.

De cualquier manera, la sinefrina es utilizada para tratar la obesidad, mejorar el rendimiento deportivo y, además, se cree que mejora la fuerza en los entrenamientos con pesas.

Lo que hace la sinefrina es que aumenta el gasto energético y hace que el cuerpo queme más grasa. Además, puede suprimir levemente el apetito haciendo que comas menos.

Otros beneficios para la salud:

Algunos estudios muestran que el uso de aceite esencial de flor de naranja amarga, alivia la ansiedad.

Podría aliviar los síntomas de la indigestión.

Contribuye al control del azúcar en la sangre.

¿Cómo tomarlo?

Actualmente, no se conoce con exactitud la dosis de la naranja amarga debido a que no hay suficientes estudios al respecto.

La naranja amarga se suele incluir en algunos suplementos deportivos. Sin embargo, la sinefrina asociada a sus beneficios parece estar prohibida en algunos países debido a la sospecha de su efecto cardiovascular.

No obstante, la dosis utilizada con frecuencia es 10 a 20 mg tres veces al día. Algunas personas utilizan 50 mg, pero no 3 veces al día.

Si consideras utilizar este suplemento, lee cuidadosamente las instrucciones del empaque.

¡Advertencias!

Si comes naranja amarga como fruta no suele ocasionar efectos indeseados. Sin embargo, cuando se toma en forma de suplemento y en grandes cantidades, la naranja amarga puede actuar como un estimulante del sistema nervioso.

Su efecto es similar a la cafeína y podrá incrementar el riesgo a desarrollar hipertensión arterial, ataques al corazón, accidentes cerebrovasculares, desmayos, entre otros.

Cuando se aplica sobre la piel el aceite esencial de naranja amarga, puede aumentar la sensibilidad de la piel al sol.

Embarazo y lactancia. No utilices el suplemento de naranja amarga durante la lactancia y el embarazo. No se conoce cómo puede afectar a la madre o al bebé.

Situaciones especiales

No debes utilizar este suplemento si tienes presión arterial alta o alto riesgo a desarrollar hipertensión.

Especialmente evita tomar cafeína mientras tomas este suplemento, debido a que podría incrementar tu presión arterial.

Se cree que el uso de naranja amarga en forma de suplemento podría empeorar el glaucoma. No lo utilices si tienes esta condición.

De igual manera, no debes utilizar la naranja amarga si tienes algún tipo de enfermedad cardíaca. Esto podría ocasionar un incremento de los síntomas de tu condición.

Evita utilizar la naranja amarga combinada con otros estimulantes como la cafeína.

Interacción a los medicamentos

La naranja amarga y sus componentes podrían interferir con el funcionamiento de algunos medicamentos como los medicamentos antidepresivos y el midazolam.

De igual manera, podría interactuar con la cafeína y aumentar sus efectos indeseados.

Antes de utilizar este suplemento sé extremadamente cauteloso debido a sus múltiples riesgos. Habla siempre con tu doctor, apégate a las dosis recomendadas y vigila la aparición de cualquier síntoma nuevo.

Suspende su uso y consulta al médico si crees que este suplemento puede ser causante de algún problema en tu salud.

Otros suplementos o ingredientes comunes para adelgazar

A continuación, se presenta una lista de algunos de los ingredientes más comunes que puedes encontrar en diversos suplementos para adelgazar. No olvides que cualquier suplemento que incluyas como parte de tu rutina diaria para adelgazar, debe ser consultado con tu médico, especialmente si tienes algún problema de salud.

Ingrediente	Mecanismo	Efecto secundario y seguridad
Mango africano (*Irvingia gabonensis*)	Bloquea la formación de grasa mientras reduce las hormonas asociadas al apetito como la leptina.	Puede causar dolor de cabeza, insomnio, gases y flatulencias. Se considera seguro su uso a dosis menores de 3150 mg al día durante 10 semanas.
Calcio	Incrementa la quema de grasa y reduce la absorción de las mismas.	Algunas personas pueden presentar estreñimiento. También puede aumentar el riesgo de cálculos renales. Interfiere con la absorción de hierro y zinc. Seguro con dosis menores a 2000mg
Extracto de grano	Bloquea la	Debido a que

de café verde	acumulación de grasa, además modula el metabolismo del azúcar o glucosa.	contiene cafeína, podría ocasionar dolor de cabeza y aumenta el riesgo de infecciones urinarias. Parece que el uso de este suplemento podría ser seguro en dosis inferiores a los 200 mg durante el día. Úsalo máximo durante 12 semanas.
Hoodia (*Hoodia gordonii*)	Reduce el apetito disminuyendo la cantidad de alimentos que comes.	Existe preocupación acerca de su seguridad debido a que incrementa la frecuencia cardíaca y la presión arterial. Además, puede ocasionar efectos secundarios como dolor de cabeza, vómitos, náuseas y mareos.
Probióticos	Influye y modifica la microbiota intestinal (flora bacteriana saludable de los intestinos).	Puede modificar la extracción de nutrientes y energía del alimento. También influye sobre el gasto energético. Su uso se considera muy seguro para la mayoría de las personas. Podría ocasionar efectos secundarios como síntomas

		gastrointestinales como malestar y gases.

CAPÍTULO 11. EJERCICIOS PARA ADELGAZAR

Al menos el 97% de las personas que solo hacen dieta para bajar de peso, recuperarán la grasa perdida al dejar la dieta. Y peor aún, en muchas ocasiones ganan más de lo que lograron perder inicialmente.

Esto es lo que se conoce como "efecto rebote" pero no siempre tiene que ocurrir. El problema se debe realizar dietas "milagrosas" altamente restrictivas, pero nada saludables.

Si verdaderamente quieres bajar de peso y no volver a subir la grasa, debes incorporar ejercicios en tu programa de pérdida de peso.

Los estudios afirman que las personas que hacen más ejercicio tienen más éxito en mantener la pérdida de peso que las personas que hacen menos ejercicio. Cuanto menos ejercicio realices, más probabilidades tienes de recuperar el peso perdido.

Bajar de peso puede ser una actividad muy estresante para muchas personas. Por supuesto, es un reto cambiar de hábitos de un día para otro.

Aunque te garantizo que no es imposible y tan solo con determinación y constancia podrás obtener tu peso ideal.

En este capítulo, conocerás consejos, ejercicios, entrenamientos, programas diseñados para ayudarte a bajar de peso y muchas cosas más. Todo respaldado por investigaciones científicas.

No te preocupes, si sientes que es abrumador comenzar a ejercitarte, en las siguientes páginas encontrarás la actividad perfecta para ti.

Verás que al poco tiempo será cada vez más cómodo y disfrutarás cada minuto de entrenamiento.

¿Qué tipo de ejercicio es mejor para bajar de peso?

A menudo se cree que para bajar de peso debes hacer solo aquellos ejercicios que te hagan sudar más. Sin embargo, esto no es del todo cierto.

Un entrenamiento efectivo para bajar de peso debe contener entrenamientos cardiovasculares, ejercicios con pesas y también entrenamientos de flexibilidad o estiramientos.

Cada uno de estos ejercicios aporta beneficios que te ayudarán no solo a bajar de peso sino a mantenerlo una vez alcanzado tu peso ideal.

¿Cuánto peso puedes perder?

A veces es fácil frustrarse cuando comparas tus resultados con alguien más que hace las mismas rutinas que tú. Sin embargo, la pérdida de peso involucra muchos factores que hacen que pierdas más o menos peso. Veamos cuáles son estos factores.

Peso inicial

Las personas que tienen un peso inicial más elevado, es decir aquellas que tienen mayor porcentaje de grasa suelen perder más peso cuando comienzan con el tratamiento contra la obesidad.

Dicho de otra manera, una persona con obesidad, perderá más peso que una persona con sobrepeso, aunque ambas realicen las mismas dinámicas.

No obstante, si se evalúa en términos de porcentaje, la pérdida de peso corporal perdido es similar.

Edad

La edad juega un papel importante para perder peso. Las personas mayores suelen tener más masa grasa que masa muscular. Al tener menos masa muscular, el cuerpo suele perder menos calorías estando en reposo.

Cuanto mayor sea la edad, también mayor será la dificultad para bajar de peso.

Una vez más es importante recordar que más dificultad no es sinónimo de "imposible", tan solo necesitarás un poco más de paciencia y determinación.

Aunque cuando comiences a notar todos los beneficios que el ejercicio le hace a tu salud y a tu cuerpo sentirás mayor motivación.

Género

Los músculos del cuerpo contienen células cuyo metabolismo requiere más energía para trabajar adecuadamente.

Por lo tanto, cuanta mayor sea la masa encontrada en tus músculos, también será mayor las calorías que perderás, aunque estés en reposo.

Habiendo dicho esto, las mujeres suelen tener mayor cantidad de tejido graso que de masa muscular en comparación con los hombres.

Por esta razón, los hombres tienen una mayor capacidad de perder peso y a una velocidad mayor que las mujeres ¡Incluso si comen la misma cantidad de calorías!

Así qué, chicas, si están perdiendo peso junto con sus parejas, no se desanimen si él progresa más rápidamente. No es una competencia por adelgazar, es un camino para lograr un estilo de vida más saludable.

Dieta

Comenzarás a perder peso cundo las calorías que quemas a través del ejercicio sean mayores que las que incluyes en la dieta.

Si haces ejercicio, pero comienzas a comer mucho más de lo que lo hacías regularmente, probablemente no notes un efecto importante en la reducción de tu peso corporal. Cuando haces ejercicio aumentas la cantidad de calorías que tu cuerpo quema.

Por eso las personas sedentarias suelen desarrollar sobrepeso u obesidad, porque comen más calorías en los alimentos de la que queman en sus actividades del día. Si quieres obtener resultados consistentes, busca una dieta saludable pero baja en calorías. Hay muchas opciones.

Dormir

Si no duermes lo suficiente durante la noche o la calidad de tu sueño es mala, será mucho más difícil adelgazar.

Los estudios han mostrado que la falta de sueño reduce la velocidad con la que el cuerpo pierde peso. Además, no dormir lo suficiente aumenta los antojos de alimentos altos en carbohidratos, grasas y calorías.

Lamentablemente muchas personas menosprecian lo poderoso de una buena noche de sueño.

Si eres una de ellas, no te preocupas, practica hábitos saludables y la higiene del sueño antes de dormir para obtener un sueño nocturno reparador.

Condiciones médicas

Existen algunos problemas de salud que podrían estar afectando la pérdida de peso. Algunas enfermedades de hecho pueden ser tan sutiles que no sea fácil identificarlas a simple vista.

Sin embargo, con una evaluación médica completa, puede ser posible diagnosticar cualquier alteración.

Entre los problemas de salud más asociados a la pérdida de peso más lenta se encuentran el hipotiroidismo y la depresión.

Si notas síntomas inusuales o te sientes con lentitud y cansancio hables con tu médico.

En ocasiones la obesidad puede ser resultado de un desequilibrio hormonal u otro problema de salud y el único síntoma podría ser la obesidad o el sobrepeso.

Genética

Algunas personas pueden tener una predisposición genética a la obesidad y el sobrepeso. Se debe a una alteración del metabolismo por factores hereditarios.

Sin embargo, aunque una predisposición genética puede hacer que bajes de peso más lentamente, no es una sentencia de obesidad. Tus hábitos alimenticios y de actividad física ejercen un efecto más determinante en el peso.

Así que no te preocupes, si todos en tu familia lidian con el sobrepeso y la obesidad, aun así, puedes lograr y mantener un peso saludable.

Mejores ejercicios cardiovasculares para adelgazar

Son ideales para perder más calorías y conseguir bajar de peso durante el entrenamiento. Se tratan de aquellas actividades que impulsan a tu corazón a latir con mayor rapidez y además aumentan la frecuencia de tu respiración.

Un buen plan de entrenamientos para adelgazar debe contener ejercicios de este tipo. De hecho, las Pautas de actividad física para estadounidenses enfatizan en la importancia de que los adultos que buscan adelgazar realicen al menos 150 a 300 minutos de actividad cardiovascular semanal. Cada entrenamiento debe realizarse a una intensidad moderada.

¡No te alarmes! Aunque el número parece bastante impactante, en realidad tan solo con 20 a 30 minutos al día conseguirás cubrir las recomendaciones.

La mayoría de las personas pasan más de 30 minutos al día en redes sociales, o sentados frente a una pantalla. Si no me crees revisa el tiempo de uso de tus aplicaciones móviles ¡te sorprenderás!

En lugar de hacer esto ¡comienza a moverte! La buena noticia es que en cuanto a ejercicios cardiovasculares existen muchísimas alternativas y muy divertidas.

Caminar te acerca a paso firme a tu peso ideal

Algunas personas consideran que caminar es uno de los mejores ejercicios para bajar de peso. En cierto modo esto puede ser cierto debido a que es una actividad con muchos beneficios.

Caminar es una manera fácil y conveniente para iniciar a ejercitarte. Es la actividad preferida por los principiantes ya que no necesitas comprar equipos y, además, puedes hacerla sin sentirte abrumado.

Por otro lado, al ser una actividad de menor impacto, no sobrecarga de tensión las articulaciones.

Esto es importante especialmente para las personas con obesidad mórbida un tipo de obesidad grave que ejerce mayor presión sobre las articulaciones.

Efecto de las caminatas y cómo empezar

Una persona con 70 kilogramos de peso, puede quemar alrededor de 167 calorías cada 30 minutos cuando realiza caminatas durante 30 minutos a un ritmo moderado. Es decir, a una velocidad aproximada de 6 kilómetros por hora.

Caminar es una actividad muy estudiada por sus impresionantes beneficios. Un estudio en Corea, mostró que las mujeres con obesidad pueden perder por semana 1,5% de la grasa corporal al caminar.

También pueden reducir alrededor de 2,8 centímetros de circunferencia de cintura. Este resultado se obtuvo con caminatas de 50 a 70 minutos de duración solo 3 días a la semana.

¡Espera! No te angusties, puedes comenzar poco a poco. Una buena manera de empezar es iniciando caminatas de 30 minutos unas 3 a 4 veces a la semana.

Conforme te sientas más a gusto, aumenta la duración o la frecuencia de tus caminatas. Cada vez que salgas a caminar será mucho más fácil al día siguiente.

¿Cómo incorporar caminatas en tu rutina diaria?

Una de las cosas más maravillosas de caminar, es que puedes incluirlas a tu día a día sin demasiado esfuerzo.

A continuación, conocerás algunas ideas de cómo puedes comenzar a caminar para bajar de peso sin que te des cuenta:

- ✓ Pasea a tu perro todos los días. No solo bajarás de peso, sino que además reducirás el estrés y harás feliz a tu peludo amigo. También es una buena idea invitar a un amigo con su mascota para realizar juntos estos paseos.
- ✓ Pon freno al vehículo. Realiza tus mandados como ir a la tienda o llevar a los niños a la escuela caminando. Por supuesto, necesitarás planificar tus horarios para llegar a tiempo.
- ✓ Inicia el hábito de realizar pequeñas caminatas durante después del almuerzo o la cena.
- ✓ Únete a un grupo de caminatas. Realizar actividades con cómplices de ejercicios, es una manera extraordinaria para mantenerse en los hábitos saludables.
- ✓ Ve caminando a tu trabajo. Si es demasiado lejos y te vas en autobús, puedes bajarte una estación antes y caminar el resto del trayecto. Si te vas en automóvil estaciona el vehículo tan lejos como sea posible.
- ✓ Únete a grupos de caminata y elijan nuevas rutas y desafíos. Juntos será más sencillo de realizarlas.
- ✓ Descarga una aplicación que rastree tu actividad física y que, además pueda rastrear tus pasos. Es una muy buena forma de mantener tu motivación y retarte diariamente.

¿Cuántos pasos al día necesito para adelgazar?

Puedes obtener buenos resultados iniciando con 30 minutos al día. Sin embargo, un objetivo al que puedes apuntar es caminar al menos unos 10.000 pasos al día. Esto equivale aproximadamente entre 7 a 8 kilómetros.

Si es la primera vez que realizas ejercicios probablemente ese número sea muy intimidante, pero descuida ¡tú puedes lograrlo!

Solo asegúrate de comenzar con un número de pasos menor, por ejemplo, 7000 pasos al día e incrementarlos poco a poco.

Recuerda, hasta el entrenador más experto empezó desde "0" también.

Corre bajando de peso y reduciendo cintura

Correr o trotar son ejercicios muy populares no solo para bajar de peso, sino qué consigues beneficios impresionantes para la salud.

Esta actividad es un poco más exigente que caminar, pero también más efectiva para quemar calorías y perder más peso.

Al correr involucras la activación de muchos grupos musculares diferentes, por esta razón, la cantidad de calorías que quemas por sesión de entrenamiento es mayor.

Además, trotar te ayuda a tonificar y fortalecer los músculos que además de ayudarte a bajar de peso, también mejora tu figura.

Cuando corres no solo te mueves más rápido, sino que a cada zancada levantas del suelo peso de todo tu cuerpo.

Esto puede significar un esfuerzo mayor, más calorías quemadas, pero también un impacto mayor sobre las articulaciones.

¿Cuál es la diferencia entre trotar y correr?

En realidad, aunque parecen similares son diferentes. Al trotar te encuentras generalmente a un ritmo entre 6,4 a 9,7 kilómetros por hora.

Por su parte en un ritmo de carrera, la velocidad es superior a los 9,7 kilómetros por hora.

Una persona de 70 kilogramos puede quemar unas 298 calorías cuando trota durante 30 minutos a un ritmo de 8 kilómetros por hora.

Por su parte, cuando esta misma persona de 70 kilogramos aumenta a un ritmo de carrera (que podría ser unos 9,7 kilómetros por hora), puede perder unas 372 calorías en los mismos 30 minutos.

¿Qué beneficios adicionales obtengo al correr o trotar?

La mayoría de las personas que buscan bajar de peso, quieren visualizar resultados rápidos.

Al trotar o correr, además de bajar de peso, puedes quemar más grasa visceral o abdominal que solo caminar. Este beneficio básicamente reducirá tus centímetros de cintura, aunque en el interior de tu cuerpo también ocurren importantes beneficios.

Por ejemplo, la grasa visceral o alrededor del abdomen, más allá de un problema estético, suele envolver tus órganos internos.

Además, este tipo de obesidad se ha relacionado con un mayor riesgo a desarrollar problemas graves de salud como la diabetes y enfermedades cardíacas.

Si tu médico te ha indicado bajar de peso por un riesgo elevado a desarrollar estos problemas, correr te ayudará a obtener resultados más rápidos.

Por supuesto, no olvides también cuidar lo que comes.

Correr te hace quemar más calorías aún después del ejercicio. Las carreras de alta intensidad son uno de esos pocos ejercicios que mantendrán tu metabolismo quemando calorías incluso después de detenerte.

Por ejemplo, las repeticiones de colinas o las carreras de intervalos mantienen tu cuerpo quemando más calorías de lo usual incluso después de 48 horas.

Esto es lo que se conoce como "efecto postcombustión" en el cual debido al uso de muchos músculos a la vez el cuerpo necesita más energía para recuperarse por completo.

Por ejemplo, si durante la carrera a un ritmo intenso se quemaron unas 519 calorías, las 14 horas siguientes luego del entrenamiento perderás otras 190 calorías adicionales. ¿Nada mal, cierto?

¿Te ayudará a comer menos?

La dieta es la principal causa de obesidad, cambiar hábitos de un día a otro requiere un poco de ayuda. Las carreras de alta intensidad te ayudarán a hacerlo.

Correr podría reducir tu apetito ayudándote a su vez a limitar tu ingesta de calorías. Sin embargo, el mecanismo por el cual esto ocurre no es del todo claro.

Pero ten cuidado, algunas personas podrían experimentar más hambre que inicialmente. Aunque puedes combatir este efecto con una dieta alta en proteínas y alimentos saludables que ayudarán mantener la saciedad.

Beneficios adicionales de correr

Este ejercicio es una actividad impresionante que además de hacerte lucir increíble mejorará tu salud de un modo impresionante.

Veamos algunos ejemplos:

Reduce el riesgo a desarrollar una enfermedad del corazón hasta en un 45%. Este beneficio lo aprovechas tan solo al correr entre 5 a 10 minutos al día incluso a bajas velocidades.

Previene el desarrollo de cataratas. Cuando más ejercicio realices menor será el riesgo a desarrollar estas nubes grises en los ojos. Estudios indican que puedes obtener este beneficio también al caminar a paso moderado.

Combate el dolor de rodillas. Sí, esto es un poco impresionante, pero a medida que te acercas a tu peso ideal, también reduces el impacto sobre tus articulaciones. Además, correr fortalece los tejidos en las rodillas haciéndolas más sanas y, por supuesto reduciendo también el daño y el dolor.

Reduce el azúcar en tu sangre. El ejercicio hace que las células musculares mejoren su sensibilidad a la insulina y puedan utilizar mejor el azúcar reduciendo el azúcar en la sangre. Si tienes prediabetes, realmente te favorecerá este beneficio.

Evita las caídas. En las personas con edad avanzada correr ha mostrado que puede reducir la probabilidad de caerse. Esto es debido a que fortalece los músculos de las piernas y mejora su respuesta.

¿Cómo correr para bajar de peso?

Básicamente el único equipo que necesitas es unos zapatos para correr y una estimulante música que te acompañe.

Es importante que consigas ropa cómoda y fresca que te permita moverte sin problemas.

En el caso de las mujeres, un sujetador deportivo será un aliado extraordinario para reducir el dolor.

Ahora bien, para comenzar tus entrenamientos de carrera sigue las siguientes recomendaciones:

Comienza a entrenar al menos 3 o 4 días a la semana. No te exijas demasiado si estás empezando o terminarás con frustración y mucho agotamiento. Realiza tus carreras alternando los días para permitir que tu cuerpo se recupere.

Realiza un calentamiento antes de empezar estirando bien cada parte de tu cuerpo. Unos 5 minutos de calentamiento serán suficientes, para ello puedes realizar una caminata a un ritmo suave.

Comienza poco a poco, tu objetivo es alcanzar al menos 30 minutos de entrenamiento en total. Es decir, 5 minutos de calentamiento, 20 minutos para correr y otros 5 minutos para enfriar tu cuerpo. A medida que te sientas más cómodo con el ejercicio puedes aumentar el ritmo y el tiempo de cada carrera. También puedes correr en una cinta de correr con amortiguación incorporada para reducir el impacto.

Una manera de reducir el impacto en las articulaciones cuando estás comenzando es correr en superficies blandas como la arena, la tierra o el césped.

Enfría tu cuerpo, puedes reducir gradualmente tu velocidad cuando estés próximo a terminar y terminar en una caminata. Esto tomará solo 5 minutos.

Bebe agua, es importante mantener una buena hidratación. Toma agua antes de salir a correr y una vez que termines.

Ciclismo una manera eficaz de transporte para adelgazar

Si además de bajar de peso quieres saltarte el tránsito de las horas pico, una bicicleta podría ser la solución.

El ciclismo es un ejercicio muy popular capaz de ayudarte a perder peso y mejorar también tu estado físico. Muchas personas acostumbran a realizarlo al aire libre. De hecho, cada vez son más los grupos de ciclistas que se reúnen a tener paseos increíbles y aventuras inolvidables sobre ruedas.

Sin embargo, también puedes hacer entrenamientos bajo techo ya que se encuentran bicicletas estáticas en muchos gimnasios y centros de entrenamiento.

Lo mejor del ciclismo es que al ser una actividad de bajo impacto, puedes realizarlo en cualquier tipo de obesidad sin sobrecargar tus articulaciones.

El ciclismo es una manera excelente de hacer ejercicios cardiovasculares sin impacto. También te permite fortalecer las rodillas.

Calorías quemadas durante el ciclismo

Una persona de 70 kilogramos podría quemar unas 260 a 298 calorías durante 30 minutos de ciclismo conduciendo a un ritmo moderado de 19 a 22 kilómetros por hora.

Hacer ejercicios de intervalos en una bicicleta estática, además ha mostrado una gran efectividad para reducir la grasa del cuerpo.

Beneficios adicionales

Estudios demuestran que las personas que practican ciclismo con regularidad tienen en general un mejor estado físico.

Además, mejora la sensibilidad a la insulina y representa un menor riesgo a desarrollar una enfermedad cardíaca y cáncer.

Se considera que el ciclismo es una actividad ideal para todo tipo de persona que desee comenzar a ejercitarse. El ciclismo puede adaptarse a cualquier nivel de condición física.

Recomendaciones para comenzar a ejercitar

Empieza lento, pero aumenta la intensidad progresivamente. A mayor intensidad, también quemarás más calorías y conseguirás bajar más peso.

Considera realizar entrenamientos con intervalos de alta intensidad. Es decir, realiza ciclos tan rápidos como puedas a una alta resistencia durante 30 a 60 segundos consecutivos. Luego, cambia a un ciclismo suave de baja resistencia durante 2 a 3 minutos. Alterna entre estos ciclos durante unos 20 a 30 minutos. Este tipo de entrenamientos te ayudará a perder más calorías y grasa en menos tiempo.

No olvides llevar contigo todo el equipo de protección que necesites por ejemplo el casco. Por supuesto, no lo necesitarás si estarás en una bicicleta estacionaria. Si necesitas algo de apoyo y motivación, las clases de spinning en tu gimnasio local serán una alternativa maravillosa.

Aunque la música es un gran estímulo durante el ejercicio, mientras conduces una bicicleta al aire libre es mejor evitarlo. Evita cualquier dispositivo que te impida escuchar otros vehículos a tu alrededor.

Otros ejercicios cardiovasculares

Existen muchísimas alternativas de ejercicios que puedes comenzar a emplear.

Tampoco es necesario que te concentres en una sola actividad, puedes alternar los entrenamientos cada día de ejercicio.

Natación

¡Al agua! La natación es una actividad divertida y efectiva para ponerte en forma. Con este ejercicio puedes perder alrededor de 233 calorías por cada 30 minutos de actividad.

Aunque depende del tipo de nado puedes perder más calorías. Por ejemplo, una persona de 70 kilogramos puede perder hasta 409 calorías haciendo nado al estilo mariposa.

Pero además de eliminar los kilos de más, la natación reduce el riesgo de enfermedades cardíacas, regula el colesterol y los triglicéridos en sangre y, también mejora la flexibilidad.

Al ser una actividad de bajo impacto, realmente casi cualquier persona puede con este tipo de entrenamientos.

Entrenamiento por intervalos

Mejor conocidos como Entrenamientos en intervalos de alta intensidad (HIIT, por sus siglas en inglés).

Este tipo de entrenamientos puedes adaptarlos a casi cualquier entrenamiento cardiovascular para convertirlo en un entrenamiento HIIT.

Lo característico aquí son ráfagas cortas de ejercicios intensos alternados con períodos de recuperación activa, es decir, otros ejercicios, pero de menor intensidad.

Son entrenamientos muy divertidos de 10 a 30 minutos de duración, pero con el potencial para perder hasta 30% más calorías que otro tipo de ejercicios.

Muchos estudios afirman que los entrenamientos HIIT son excelentes para quemar la grasa abdominal.

Ejercicios con pesas para adelgazar

Los ejercicios de pesas en si mismo no queman demasiadas calorías por sesión. En este tipo de entrenamientos una persona promedio puede perder tan solo 112 calorías durante 30 minutos.

Sin embargo, los entrenamientos con pesas aportan beneficios claves para adelgazar y evitar el efecto rebote.

Primero, el entrenamiento que implica levantar peso es mucho más efectivo para desarrollar músculo.

Si solo bajas de peso sin formar músculo tu metabolismo se hará mucho más lento y, será casi imposible mantener el peso que perdiste.

Por el contrario, cuando bajas de peso y, además haces que tu masa muscular crezca, tu metabolismo en reposo aumentará.

Es decir que, aunque estés durmiendo estarás quemando más calorías de las que perderías normalmente.

De hecho, estudios muestran que los entrenamientos con pesas pueden aumentar a un 9% más el metabolismo en reposo.

Esto puede traducirse en unas 140 calorías adicionales quemadas durante el día, aunque no estés haciendo ejercicio.

Beneficios de levantar pesas para adelgazar

Además de bajar de peso, estos son otros de los beneficios que los entrenamientos con pesas te aportan:

- ✓ Mejora el equilibrio y la estabilidad.
- ✓ Adquieres una apariencia más delgada y tonificada.
- ✓ Reduce la presión arterial elevada.
- ✓ Mejora el perfil del colesterol en la sangre.
- ✓ Fortalece el tejido conectivo de las articulaciones y también los huesos. Esto protege al cuerpo de lesiones.
- ✓ Mejora la confianza y la autoestima.

No te volverás voluminoso. Un miedo común que evita que las personas realicen ejercicio de pesas es adquirir una apariencia abultada. Especialmente las mujeres temen adquirir una apariencia masculina.

Sin embargo, levantar pesas no te hará lucir enorme. De hecho, en mujeres es extremadamente difícil que esto ocurra ya que las mujeres no tienen los niveles de testosterona suficientes como para desarrollar músculos enormes. Además, tú serás quien determine hasta donde llegar.

No te obsesiones con la báscula. Muchas personas temen hacer ejercicios de pesa porque creen que aumentarán de peso. Sin duda bajar de peso es importante para mantener tu salud. Sin embargo, una pérdida de peso saludable implica bajar grasa mientras ganas músculos.

Esto puede hacer que creas que tus esfuerzos no están dando resultado, pero no siempre es así.

Existen indicadores más confiables que te indicarán si tu programa de para adelgazar está dando resultados.

Por ejemplo, mide la circunferencia de tu cintura, el índice cintura-altura, ve con tu médico y examina tus niveles de azúcar y lípidos en sangre, entre otros.

Recomendaciones para levantar de pesas y adelgazar

No trabajes solo un grupo muscular. Las mujeres temen ejercitar la espalda, brazos y hombros, pero un entrenamiento saludable también debe ser un entrenamiento completo. Hacer esto además de mejorar tu pérdida de grasa reducirá la flacidez y te dará una apariencia saludable.

Elije pesos que puedas levantar al menos unas 16 veces consecutivas. Si el peso elegido te permite realizar el movimiento más de 16 veces sin dificultad, necesitarás un peso mayor la próxima vez. Sin embargo, si quieres pesos mayores deberás realizar menos repeticiones.

Comienza realizando 1 serie por cada ejercicio. Sin embargo, la meta es apuntar a 3 a 4 series con 12 repeticiones cada una.

No te quedes en el mismo ejercicio. Debes cambiar los programas de entrenamiento de pesas cada 4 semanas.

Alterna los entrenamientos e incorpora 1 día de descanso por grupo muscular. Por ejemplo, si un día ejercitas brazos, espalda y abdomen, al día siguiente ejercita pierna completa y deja descansar la parte superior de tu cuerpo.

Si tienes dudas sobre el tipo de ejercicio habla con un entrenador o busca la forma correcta de hacerlo.

Obtendrás mejores beneficios al realizar cada repetición lentamente. Demasiado rápido puede aumentar tu riesgo de lesiones.

Ejercicios de estiramiento para bajar de peso

Probablemente, los estiramientos o ejercicios de flexibilidad son los entrenamientos menos populares para bajar de peso. Sin embargo, pueden ser un aliado maravilloso para ayudarte a lograr tus objetivos.

Los ejercicios de flexibilidad, aunque no te ayudan a quemar demasiadas calorías, sí pueden ayudar a que tu cuerpo tenga mejor movilidad.

Esto puede contribuir a realizar otros tipos de ejercicio, entre otros beneficios.

Beneficios de los ejercicios de flexibilidad para adelgazar

Este tipo de entrenamientos son imprescindibles para mejorar el rango de movimiento en tus articulaciones.

Además, reducen el riesgo a desarrollar lesiones durante el ejercicio mientras que reducen tus niveles de estrés.

Aunque son entrenamientos que requieren constancia, basta realizar 2 o 3 sesiones de ejercicio a la semana para obtener resultados en tu movilidad.

Los ejercicios de flexibilidad reducen el estrés y puede ayudarte a controlar la sobrealimentación emocional.

Implementar ejercicios de respiración y flexibilidad en los momentos que te sientas abrumado puede evitar que vayas por un bocadillo.

Otros de los beneficios es que aumenta la efectividad de los entrenamientos cardiovasculares y los entrenamientos con pesas.

Además, reduce el dolor y las lesiones después de los entrenamientos.

Ejemplo de un programa de ejercicios para bajar de peso

En esta sección, conocerás una forma práctica de integrar todos los entrenamientos señalados a lo largo de este capítulo.

No olvides que antes de comenzar cualquier programa de ejercicio semanal, debes hablar con tu médico y seguir las indicaciones o restricciones que este te indique.

Recuerda que este es solo un ejemplo, pero puedes adaptarlo combinando varias actividades diferentes de modo que puedas mantener tu motivación mientras bajas de peso.

Plan inicial para principiantes

Tiempo total semanal: 180 minutos.

Lunes: realiza una caminata de intensidad moderada durante 30 minutos.

Martes: realiza ejercicios de fuerza sencillos en casa. Puedes empezar con la parte superior del cuerpo (brazos y espalda). Esto te tomará solo 20 minutos.

Miércoles: camina durante 30 minutos a una intensidad moderada. También puedes probar con un paseo en bicicleta este día.

Jueves: segundo día de entrenamiento de fuerza. Hoy debes hacer ejercicios para las piernas y el abdomen durante 20 minutos.

Viernes: durante 30 minutos camina a una intensidad moderada.

Sábado: realiza ejercicios de flexibilidad y relajación durante 20 minutos. Prueba con pilates.

Domingo: realiza el entrenamiento cardiovascular de tu elección. Es una buena idea dar una vuelta en bicicleta, ir a nadar o realizar una sesión de ejercicios aeróbicos.

Recuerda, no te quedes en el mismo plan de entrenamientos demasiado tiempo. Alterna los ejercicios y aumenta la intensidad progresivamente.

Plan de entrenamientos avanzado

Tiempo total semanal: 265 minutos.

Lunes: realiza durante 45 minutos entrenamiento de circuito de intensidad moderada con pesas.

Martes: inicia un entrenamiento HIIT con la actividad cardiovascular de tu elección. Tan solo necesitarás 20 minutos.

Miércoles: durante 30 minutos realiza una sesión de caminata de recuperación fácil y ejercicios de estiramientos.

Jueves: segundo día de entrenamiento de pesas. Realiza entrenamientos de 45 minutos. Recuerda alternar el grupo muscular.

Viernes: alterna una caminata a un ritmo moderado y carrera de alta intensidad durante 20 minutos.

Sábado: día de descanso y recuperación. Buen día para realizar ejercicios de flexibilidad durante unos 30 minutos.

Domingo: Caminar, trotar o correr durante 75 minutos.

CAPÍTULO 12. EDUCACIÓN PARA PERDER PESO

La obesidad y el sobrepeso son definidas en forma general como una acumulación excesiva o anormal de grasa en el cuerpo.

Esto puede ser muy perjudicial para la salud.

Datos de interés

En el mundo existen más de 1900 millones de personas mayores de 18 años con sobrepeso. De las cuales, al menos 650 millones tienen algún grado de obesidad.

Se estima que el 39% de los adultos a nivel mundial tienen sobrepeso, mientras tanto alrededor del 13% tiene obesidad.

Al menos 38,2 millones de niños menores de 5 años sufren de sobrepeso u obesidad.

Más de 340 millones de niños entre los 5 a 19 años tienen sobrepeso u obesidad.

En todo el mundo, el sobrepeso y la obesidad se incrementan en toda la población.

La obesidad y el sobrepeso representan un riesgo importante para el desarrollo de muchos tipos distintos de enfermedades y trastornos.

Consejos y recomendaciones generales para prevenir la diabetes y para retrasar o prevenir sus complicaciones

Si tienes obesidad o sobrepeso o quieres prevenirla, las siguientes recomendaciones y consejos te ayudarán a poner un alto al aumento de peso.

Para adelgazar o para evitar subir de peso, debes considerar principalmente los siguientes 4 aspectos fundamentales. Estas medidas son extremadamente efectivas tanto en niños como en adultos.

¡Cuidado con la dieta!

Tan solo implementando unos cambios simples puedes hacer que tu cuerpo comience a perder el exceso de grasa o que prevengas la obesidad. Veamos las siguientes recomendaciones sobre la dieta:

Aléjate de los alimentos procesados.

Los alimentos industrializados o demasiado procesados como el pan blanco, bocadillos del supermercado, entre otros, a menudo tienen muchas calorías.

El exceso de calorías son aquella energía extra que no necesitas y tu cuerpo la almacena en forma de grasa.

Estudios demuestran que tan solo con erradicar los alimentos procesados de la dieta, puedes comenzar a bajar de peso.

Reduce el consumo de azúcar.

La Asociación Estadounidense del Corazón, recomienda mantener la ingesta de azúcares añadidos tan solo a 6 cucharaditas diarias para las mujeres y solo 9 cucharaditas diarias de azúcar para los hombres.

Debes evitar todas las principales fuentes de azúcar agregada para evitar los excesos.

Algunos ejemplos de los alimentos o bebidas que debes evitar son: Gaseosas, bebidas energéticas, bebidas azucaradas (por ejemplo, jugos); postres de cereales, pasteles; galletas, dulces, helados.

Es importante que revises la etiqueta de los productos que compras y te asegures de elegir la opción "Libre de azúcar".

Limita el uso de edulcorantes artificiales.

Es posible que utilizar edulcorantes puede asociarse a un mayor riesgo de obesidad y diabetes.

Una alternativa saludable es endulzar con una pequeña cantidad de miel o Stevia natural.

Come 5 comidas al día.

Al menos 5 o 7 comidas al día pueden ayudarte a mantener tu peso.

Pero no se trata de cualquier tipo de comida. Debes incorporar alimentos saludables y ricos en nutrientes pero bajos en calorías. Por ejemplo, porciones de frutas y verduras.

Cuanta mayor se la cantidad de frutas y verduras que comas diariamente, menor será tu riesgo de obesidad o sobrepeso.

Además, su alto contenido de fibra aumentar tu saciedad evitando que comas en exceso. De esta manera previenes el aumento de peso.

Evita las grasas saturadas.

Incorporar grasas saturadas en tu dieta aumenta tus probabilidades de tener obesidad o sobrepeso.

Algunos ejemplos de grasas saturadas son:

- ✓ Margarina y mantequilla.
- ✓ Lácteos y sus derivados (elige opciones bajas en grasa).
- ✓ Carne de cerdo.
- ✓ Grasas animales.
- ✓ Frituras.

Sin embargo, debes incluir grasas saludables como, por ejemplo, aguacates, aceite de olivas y nueces.

No obstante, tampoco debes excederte con este tipo de grasas. Se recomienda mantener las grasas saludables entre un 20 a 35% de las calorías totales consumidas durante el día. Algunas personas pueden requerir niveles más reducidos.

Evita comer afuera

Las personas que preparan sus alimentos en casa tienen menos probabilidades de aumentar de peso y desarrollar diabetes tipo 2.

Muchos de estos lugares de comida suelen utilizar ingredientes poco saludables y aumentar el número de calorías que consumes durante el día.

Evita la tentación de pedir comida a domicilio o de salir a comer fuera. Además, elige preparar alimentos saludables.

Cuidado con lo que bebes

Las bebidas no son nada inofensivas. Algunas pueden ser una pequeña bomba de calorías fácil de incorporal.

Sin embargo, elige beber agua y también puedes tomar café y té sin añadirle azúcar.

Consejos específicos para niños

Elije dar lactancia materna de manera exclusiva a tu bebé durante los primeros 6 meses de edad. Esto se asocia a un menor riesgo de obesidad infantil y a lo largo de la vida.

No excedas el tamaño de las porciones en niños en crecimiento. Si tienes dudas sobre la cantidad de comida que deben comer tus niños, habla con el pediatra.

Construye relaciones tempranas con alimentos saludables. Incluye frutas, verduras y proteínas a partir de los 6 meses de edad o según te indique su pediatra. Esta práctica facilitará que tu niño incorpore alimentos saludables fácilmente a medida que crecen.

Fomenta conductas saludables alimenticias. Anima a tus hijos a comer solo cuando tenga hambre y enséñale a comer lentamente.

Incorpora actividad física y ejercicios regulares

Para prevenir la obesidad, es recomendable incorporar unos 150 minutos de actividad física de intensidad moderada a la semana.

Si ya tienes obesidad o sobrepeso, será necesario hacer algunos minutos más.

Sin embargo, realizar al menos 30 minutos de actividad física al día, por lo menos 5 días a la semana mantendrá tu peso controlado.

Además, es importante que te mantengas activo durante el día y limites el tiempo sedentario, es decir, el tiempo que pasas sentado o acostado.

Algunos consejos para mantenerte a ti y a tus niños en movimiento son:

- ✓ Incorpora una actividad física emocionante y divertida. Los niños necesitan por lo menos 60 minutos de actividad física al día, pero es más fácil lograr esta meta en ellos. Incluye juegos, deportes, clases de gimnasia u otro tipo de actividades.
- ✓ Limita el tiempo frente a las pantallas. Es recomendable interrumpir el tiempo sentado cada 30 minutos consecutivos. Realiza una pequeña caminata o estiramientos. Alienta a tus hijos a realizar actividades que impliquen movimiento.
- ✓ Intenta alcanzar mínimo 8000 pasos al día.
- ✓ Realiza juntas de pie con tus colegas o utiliza un escritorio de pie.
- ✓ Elige las escaleras en lugar del elevador.

Aprende a manejar el estrés

Las personas con niveles elevados de estrés o que tienen estrés crónico, también suelen tener niveles altos de una hormona cortisol, mejor conocida como la "hormona del estrés". Esta hormona suele conducir al aumento de peso por varios mecanismos.

Además, durante el estrés hay mayor riesgo de tomar malas elecciones dietéticas debido a que el cortisol en conjunto con otras hormonas incrementa los antojos a los carbohidratos.

Si estás buscando controlar lo que comes, el estrés es tu peor enemigo.

Intenta controlar el estrés. Salir a caminar puede ayudarte, escuchar música, reunirte con amigos, practicar tu actividad favorita o dedicar tiempo para ti.

Descubre qué medidas te ayudan a relajarte y ponlas en práctica de forma regular para obtener alivio del estrés.

Tener una mascota, por ejemplo, se asocia a una reducción de los niveles de la presión arterial y ayuda a aliviar el estrés.

Aunque parece que los perros son mejores logrando este efecto que otras mascotas. Además, sacarlos a pasear te da una excusa adicional para salir a caminar.

El buen dormir

Aunque frecuentemente subestimamos el valor de una buena noche de sueño, si no dormimos lo suficiente puede alterarse nuestro bienestar general.

Es ideal obtener entre 7 a 8 horas de sueño para los adultos mayores de 18 años y, para los niños se recomienda dormir un poco más.

Estudios han descubierto que cuanto más tarde te acuestes más riesgo tienes a aumentar de peso con el tiempo.

De hecho, una hora promedio de acostarse más tarde durante la semana laboral durante la adolescencia está asociado a un mayor índice de masa corporal en la edad adulta.

Este mismo efecto fue identificado en niños, dormir menos por la noche se asocia a mayor riesgo a desarrollar obesidad más adelante en la vida.

Los niños que duermen menos de 9,5 horas durante la noche tienen un riesgo mayor de ser obesos.

Tanto para los niños como los adultos, establecer un horario firme para dormir y hábitos relajantes antes del sueño puede ayudar a tener una mejor calidad del sueño.

Sé firme con tus hijos sobre la hora de dormir, pero también da el ejemplo. Es un asunto de salud que implica grandes riesgos a futuros.

Algunos consejos para una buena noche de sueño:

- ✓ Fija una hora para dormir y para despertarte y apégate a ella.
- ✓ Toma una cena ligera por lo menos 2 a 4 horas antes de irte a dormir.
- ✓ Condiciona la habitación para una temperatura cómoda.

- ✓ Retira todos los dispositivos electrónicos de la habitación.
- ✓ Limita las siestas durante el día. Estas no deben sobrepasar los 20 minutos.

Obesidad y Sobrepeso

SECCIÓN 3. LA OPINIÓN DEL EXPERTO

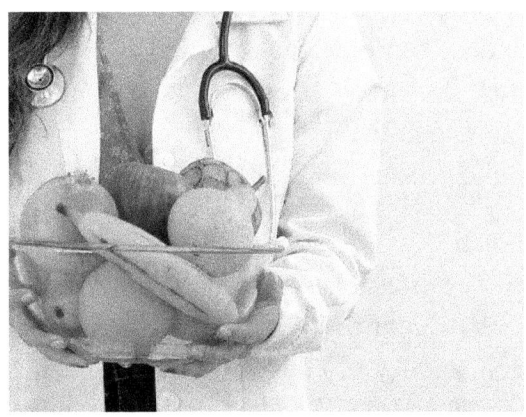

A lo largo de este ebook hemos comprendido que perder peso es mucho más que dietas estrictas y ejercicios extenuantes, se trata de una profunda modificación de hábitos de vida que llevan a comer sano, ejercitarse y seguir las recomendaciones apropiadas para perder peso dentro de límites saludables y con un efecto duradero. En esta sección, el Dr. Mario Vega Carbó, autor de este libro, responde los cuestionamientos más comunes en relación a los remedios naturales y las medidas comportamentales para perder peso.

Parte 1. Alimentación y suplementos para empezar a perder peso y grasa en solo 7 días

La obesidad es una enfermedad crónica que se caracteriza por la acumulación excesiva de grasa en el cuerpo. Esto provoca un aumento de las enfermedades cardiovasculares y respiratorias, diabetes, trastornos en el aparato locomotor, deterioro de la función cognitiva y algunos tipos de cáncer, como el de mama y el de colon.

Por otro lado, también puede causar osteoporosis y una pérdida de masa y potencia muscular progresiva, inconvenientes venosos, linfáticos y edemas cutáneos. Los cambios en la alimentación y el consumo de suplementos vitamínicos y minerales pueden ayudar a perder peso y grasa en solo 7 días.

Para conocer más sobre este tema, entrevistamos al doctor Mario Vega Carbó, especialista en endocrinología, nutrición y medicina familiar.

-Doctor, ¿cuáles son las claves para una dieta saludable?

Para mantener un peso sano el plan alimentario debe estar diseñado de manera adecuada para cada persona y su contexto: se estima que un adulto promedio debe consumir unas 2.000 calorías diarias en función de su estilo de vida, su sexo, su edad y las actividades que realiza. Además deben considerarse aspectos particulares como por ejemplo si sufre de hipertensión, es celíaco, tiene el colesterol elevado o si está embarazada.

Un factor fundamental para una buena alimentación es la variedad. En ese sentido es importante incluir en la dieta frutas y vegetales de todos los colores; granos integrales como la avena, el pan y el arroz; leche y lácteos descremados; queso bajo en calorías; pescados, mariscos, carnes magras, aves y huevos; y nueces, frijoles y semillas.

Por el contrario es clave limitar la sal, el azúcar, el alcohol, las grasas saturadas y grasas trans, y las comidas procesadas.

-¿Una dieta estricta es lo único importante para controlar la obesidad?

Si bien los hábitos alimenticios juegan un papel fundamental, el ejercicio físico regular también es clave para mantener un peso saludable y un buen funcionamiento del cuerpo.

-¿Es cierto que tomar agua durante las comidas engorda?

No. El agua no tiene calorías por lo que su consumo no hace que ganemos ni perdamos peso, sin importar que la bebamos antes, durante o después de las comidas. Además la misma no causa retención de líquidos ni aumenta el valor calórico de ningún alimento. Por el contrario, su consumo puede ayudarnos a controlar la ansiedad, aumentar la sensación de saciedad y hacer que comamos menos.

-¿Saltarse comidas ayuda a bajar de peso?

Por más que pensemos que de esta forma estamos consumiendo menos calorías, esto produce un efecto contraproducente ya que el metabolismo se vuelve más lento, se gasta menos energía y el cuerpo almacena más grasa como un mecanismo de defensa. Además, saltarse comidas fomenta el aumento del hambre y los atracones posteriores.

-¿Es cierto que perder mucho peso de forma brusca da malos resultados a largo plazo?

No necesariamente. Los efectos a largo plazo no dependen de la agresividad de la dieta y bajar de peso en forma gradual no garantiza mejores resultados.

-¿Qué dietas son recomendables para empezar a perder peso y grasa en solo 7 días?

Entre las más recomendadas se encuentran la dieta hipocalórica, la cetogénica y la vegetariana.

-¿Qué es la dieta hipocalórica?

Es un plan nutricional que apunta a ingerir menos calorías de las que se queman con la actividad diaria, con el objetivo de bajar de peso.

Para ello lo primero que se hace es fijar un nivel de referencia de calorías en base al metabolismo basal y el grado de desgaste físico de la persona, y luego se organiza un sistema de menús que estén por debajo de ese número para que el cuerpo se vea obligado a consumir calorías del tejido adiposo, reduciendo su volumen.

-¿Qué tipos de alimentos se suelen incluir en esta dieta?

La mayoría incluye una gran variedad de frutas y verduras, ya que las mismas tienen un alto poder nutricional y una baja densidad calórica.

Entre los alimentos bajos en calorías se encuentran la zanahoria, las fresas, los espárragos, el apio, el brócoli, el calabacín, la sandía, el melón, los champiñones, el coliflor, el pepino, las berenjenas, el tomate, las espinacas, las cerezas, el berro, los arándanos, la calabaza, la pechuga de pavo, la pera, la lechuga, el kiwi, las alcachofas, la naranja, el pomelo, el queso fresco, las aceitunas, el yogur natural, la manzana, la ciruela, la piña, la rúcula, el melocotón, el salmón y el atún.

-¿Qué alimentos se busca evitar?

Entre los alimentos que se suelen evitar se encuentran las patatas fritas, las carnes rojas, las pastas, la pizza, la margarina, los aceites vegetales refinados, las comidas rápidas, los productos hiperprocesados, los alimentos fritos, los refrescos, las bebidas gaseosas y el alcohol.

-¿Cuáles son las limitaciones que tiene este tipo de alimentación?

El problema que tiene esta dieta es que con el tiempo el metabolismo se adapta a la disminución calórica. Por una cuestión de supervivencia, el cuerpo al recibir menos calorías también pasa a consumir menos.

Así el organismo también reduce el gasto energético, por lo que suele disminuir la actividad física, ya que estamos más cansados y con más pereza. Por este motivo la pérdida de peso es cada vez menor, porque existe una disminución progresiva del consumo de las calorías contenidas en nuestras reservas.

En muchos casos, cuando se abandona la dieta, al consumir más calorías el cuerpo -que ya se acostumbró a funcionar con menos-almacena el exceso en grasa, lo que produce que se vuelva a subir de peso.

-¿Para quiénes no se recomienda la dieta hipocalórica?

Esta dieta no se recomienda para personas con cardiopatías, accidente cerebrovascular reciente, enfermedades psiquiátricas o con antecedentes de trastornos alimenticios como bulimia o anorexia, infecciones, tratamientos que ocasionan pérdida de proteínas, diabetes con tendencia a la cetosis y en mujeres embarazadas y en lactancia.

-¿Qué es la dieta cetogénica o dieta keto?

Es un tipo de nutrición baja en carbohidratos y muy alta en grasas, que provoca un cambio en la fuente de energía y en el estado metabólico.

La glucosa es el principal combustible de los músculos, el cerebro y otros tejidos del organismo. Cuando hay escasez de azúcar en sangre, el cuerpo crea pequeñas moléculas llamadas cetonas para utilizarlas como energía. Estos químicos se producen en el hígado quemando grasa.

Cuando se consumen muy pocos carbohidratos y cantidades moderadas de proteína, los niveles de insulina se reducen y el organismo pasa a funcionar casi exclusivamente con el combustible provisto por las cetonas. Esto genera que se queme mucha grasa, lo que ayuda a bajar de peso.

-¿Cómo está compuesta una dieta cetogénica?

La misma está formada entre un 65 y 75 % por grasas, entre un 15 y 25 % por proteínas y entre un 5 y 10% por carbohidratos. En este caso, al limitar la cantidad de carbohidratos y proteínas metabolizadas, la energía se obtiene de la grasa consumida y almacenada en el cuerpo.

-¿Qué alimentos se comen en esta dieta?

Los alimentos permitidos son aquellos grasos y con algo de proteínas. Entre ellos podemos mencionar a los vegetales con pocos carbohidratos, como las espinacas, el pepino, la coliflor, el brócoli, el espárrago, el repollo, el tomate y la cebolla; los pescados ricos en grasas, como el salmón, la sardina, la caballa, la trucha, el atún, la palometa y el pez espada; las carnes y embutidos, como el pollo, el pavo y las carnes con grasa; los huevos; la mayonesa; los productos lácteos grasos, como la crema de leche, la mantequilla, el queso de cabra, el cheddar o el yogurt sin azúcar; los frutos secos y las semillas, como las nueces, las almendras, las semillas de calabaza y de chía; y los aceites de oliva, de coco o de aguacate.

-¿Qué alimentos no se deben comer en la dieta cetogénica?

Para alcanzar la cetosis lo más importable es evitar comer carbohidratos y mantener su consumo por debajo de los 40 g al día. Entre los alimentos que deben limitarse se encuentran las frutas, especialmente el higo, la uva, el mango, la cereza, el plátano, la mandarina, la naranja y la manzana; las verduras y tubérculos con almidón; el pan, las pastas, la harina, la pizza y el arroz; los cereales; las legumbres; los dulces y pasteles; los productos lácteos bajos en grasa; las bebidas gaseosas azucaradas, los zumos y el alcohol; los alimentos procesados y las comidas preparadas.

-¿Cuáles son los beneficios de este tipo de alimentación?

Esta dieta permite bajar de peso en forma más rápida que las basadas en consumir poca grasa y muchas proteínas. Además, la circulación de cuerpos cetónicos en el cuerpo genera una mayor ausencia de hambre, lo cual ayuda a reducir la ingesta.

Por otro lado, para aquellas personas con diabetes reduce los niveles de azúcar en sangre, mejora la sensibilidad a la insulina y disminuye la grasa corporal y la obesidad.

En tanto, en algunos casos de epilepsia infantil esta alimentación permite bajar la frecuencia de las convulsiones, mientras que la reducción en el consumo de azúcar podría colaborar para reducir los riesgos de contraer cáncer.

-¿Qué inconvenientes puede traer esta dieta?

Entre sus principales desventajas se encuentran el escaso aporte de vitaminas, minerales y fibra, al restringir el consumo de frutas y vegetales. Esto puede generar estreñimiento, indigestión, fatiga, dificultad para concentrarse, dolor de cabeza e insomnio, además de mal aliento por la elevada producción de cuerpos cetónicos.

Por otro lado, esta forma de nutrición no es aconsejable para personas con problemas hepáticos o cardíacos, ya que puede propiciar el desarrollo de arritmias. Además al restringir una gran cantidad de alimentos la misma no suele ser sostenible a largo plazo.

-¿Qué es la dieta vegetariana?

Es un tipo de alimentación a base de vegetales, frutas, granos integrales, guisantes, legumbres, semillas y nueces. La misma puede incluir huevos y productos lácteos o no, dependiendo del tipo de vegetarianismo.

-¿Cuáles son los principales beneficios de este tipo de alimentación?

Esta dieta ayuda a reducir los niveles de grasas saturadas y colesterol en sangre, y los riesgos de enfermedades cardiacas, obesidad, hipertensión, colesterol malo, diabetes y ciertos tipos de cáncer. Además permite aumentar el consumo de fibra, potasio y vitamina C.

-¿Esta dieta tiene deficiencias nutricionales?

No necesariamente. Si el plan alimentario es realizado de manera correcta, puede ser muy completo y nutritivo y aportar niveles más altos de antioxidantes, fibra, folato y fitoquímicos. Para ello es importante comer una amplia variedad de alimentos, incluyendo proteínas, hierro, calcio, zinc, vitamina B12 y ácidos grasos Omega-3.

-¿Cómo pueden obtener estos nutrientes los vegetarianos?

Las proteínas pueden ser obtenidas de alimentos hechos de soja, legumbres, frijoles, lentejas, frutos secos, nueces, semillas y granos integrales. Si consumen productos lácteos, pescados y huevos, también pueden conseguirlas de allí.

El hierro pueden consumirlo de frijoles y guisantes secos, lentejas, legumbres, brócoli, espinaca, col, ciruelas, pasas, frutos secos, granos integrales y panes y cereales fortificados. A su vez, ingerir alimentos con alto contenido de vitamina C, como tomates, repollo, brócoli, papas, frutas cítricas, pimientos y fresas, aumenta la absorción del hierro.

En cuanto al calcio, en el caso de los Pesco-vegetarianos se puede obtener de sardinas y salmón enlatado, o de productos lácteos como la leche, el yogurt y el queso, para los Lacto-vegetarianos. Además, también está presente en las verduras de color verde oscuro, como el nabo, la col y el brócoli; naranjas, higos, tofu, almendras, nueces brasileñas, semillas de girasol, frijoles blancos y alimentos enriquecidos, como el cereal, el jugo de naranja y el arroz.

Por su parte, la vitamina B12 está presente en huevos, lácteos, mariscos, salmón y atún. Los veganos pueden consumirla de levadura nutricional y alimentos fortificados, como el cereal y los productos de soja.

La vitamina D se puede obtener de la exposición solar, de la yema de huevo, de ciertos pescados, algunos cereales y margarinas, y de alimentos enriquecidos, mientras que el Zinc está presente en frijoles, legumbres, garbanzos, germen de trigo, productos de soja, nueces y semillas como las almendras y el maní, mariscos, yogur y queso.

Por último, los ácidos grasos Omega-3 pueden consumirlos de pescados ricos en grasa, nueces y semillas, frijoles, linaza molida y aceites de soja y alimentos fortificados.

-*¿Qué otras recomendaciones se deben tener en cuenta en este tipo de alimentación?*

Antes de iniciar una dieta vegetariana se recomienda una transición gradual en la que se reduzca el consumo de carne y se aumente el de frutas y verduras.

A la hora de preparar los platos es importante la variedad, colocando vegetales de diferentes colores y siempre una fuente de proteínas. También escoger alimentos fortificados para obtener una gran variedad de nutrientes.

Por el contrario es aconsejable evitar los alimentos ricos en grasa, azúcar y sodio, los fritos, los refrescos azucarados, los frutos secos de bolsa tostados y con sal añadida, la mantequilla, la margarina y los aceites vegetales refinados.

De ser necesario se deben agregar suplementos nutricionales a la dieta, sobre todo en el caso de los veganos.

-¿Para quiénes se recomiendan los suplementos nutricionales?

Estos suplementos son utilizados para complementar una dieta sana, pero no para reemplazarla. Si una persona come en forma adecuada y se encuentra en buen estado de salud, los mismos no son necesarios.

No obstante, para algunos casos los suplementos pueden ser útiles para proporcionar más nutrientes esenciales, por ejemplo a los ancianos mayores, a las mujeres embarazadas o a personas con trastornos alimenticios.

-¿Las vitaminas engordan?

No, las vitaminas son nutrientes que no aportan energía, por lo que no hacen subir de peso.

-¿Sirven los suplementos para bajar de peso?

Existen muchos productos que afirman que ayudan a bajar de peso. Sin embargo en la mayoría de los casos estos anuncios no son ciertos e incluso pueden causar efectos secundarios graves.

Entre los principales ingredientes utilizados en estos suplementos se encuentra el aloe vera, el aspartato, el cromo, la coenzima Q10, la hidroxicitrato, la l-carnitine, la pantetina, el piruvato y la sesamina, cuyas pruebas al momento no han demostrado su efectividad para la pérdida de peso.

Por otro lado, algunos contienen efedrina, BMPEA, MBA, DMMA o tiratricol, que son peligrosos para la salud. Por ello antes de comenzar a consumir cualquier producto por cuenta propia es necesario consultar con un médico especialista.

-¿El ácido alfa lipoico sirve para bajar de peso?

Algunas investigaciones mostraron que su consumo durante entre 2 semanas y un año puede ayudar a disminuir de forma leve el peso corporal a los niños y adultos con sobrepeso.

La dosis utilizada para estos casos varía entre 600 y 1800 mg al día. Su uso en general es seguro, aunque puede causar erupciones en la piel y disminuir el funcionamiento normal de la hormona tiroidea, además de causar interacciones con otros medicamentos.

-¿Y el resveratrol?

Esta sustancia química se emplea para tratar el colesterol alto, el cáncer, la cardiopatía y la obesidad, entre otras condiciones. Sin embargo no existe suficiente evidencia sobre su eficacia para estos fines.

Para bajar de peso se utilizan dosis de 500 mg como máximo por día, que es seguro en la gran mayoría de los casos.

-¿Es cierto que los esteroides anabólicos mejoran el rendimiento y el aspecto físico?

Si bien estas sustancias promueven el desarrollo muscular y el aumento de la fuerza, las mismas pueden causar problemas cardíacos graves incluyendo el infarto y el desarrollo de tumores hepáticos o testiculares.

Otros efectos no deseados son el aumento de la presión arterial, conductas agresivas y violentas, niveles anormales de colesterol, trastornos psiquiátricos y dependencia de las drogas, por lo que no son recomendados.

-Por último, ¿son efectivas las dietas "milagrosas" que se ponen de moda cada tanto?

Estas dietas mágicas son muy peligrosas porque en su mayoría no tienen ningún aval médico o científico y no suelen contemplar todos los nutrientes esenciales.

Además, son las causantes de que los pacientes fracasen en sus intentos por bajar de peso, se desanimen y caigan nuevamente en rutinas perjudiciales para su salud.

Parte 2. Jugos naturales que ayudan a perder peso

Se considera que alguien es obeso cuando el porcentaje de grasa supera el 25 % del peso corporal en los hombres y el 33% en las mujeres.

Por año cerca de 3 millones de personas mueren como consecuencia de esta dolencia, que provoca un aumento de las enfermedades cardiovasculares y respiratorias, la diabetes, los trastornos en el aparato locomotor y algunos tipos de cáncer. En la actualidad se estima que cerca del 40 % de los adultos padecen sobrepeso y alrededor del 15 % son obesos. Entre los niños y los adolescentes las cifras son todavía más alarmantes y los especialistas estiman que se trata de una de las cuestiones de salud pública más graves del siglo XXI.

Junto con la terapia tradicional, el consumo de jugos naturales podría ayudar tratarla. Para conocer más sobre este tema entrevistamos al Dr. Mario Vega Carbó, especialista en endocrinología, nutrición y medicina familiar con más de 20 años de experiencia.

-Doctor, ¿cómo se trata la obesidad?

Al ser una enfermedad crónica que muchas veces no es reconocida como tal, el tratamiento de la obesidad es complejo. Lo primero que el paciente debe hacer es adoptar una dieta sana en la que se reduzca la ingesta de grasas, azúcar y sal, y se aumente el consumo de frutas, hortalizas, legumbres, cereales integrales y frutos secos.

También debe realizar actividad física de manera habitual, que supere los 150 minutos divididos en por lo menos 5 días a la semana. En los casos más extremos puede ser necesario la prescripción de medicamentos e incluso llegar a una cirugía.

Por otro lado, es importante que el tratamiento sea realizado por un equipo multidisciplinar que incluya endocrinólogos, nutricionistas, expertos en obesidad y psicólogos para mejorar su efectividad y atacar todos los frentes.

-¿Cómo la jugoterapia puede ayudar en este tratamiento?

El consumo de jugos elaborados con frutas y verduras puede ayudar a llevar una alimentación más equilibrada y a controlar los niveles de azúcar en la sangre, siempre que se realice de manera adecuada y dentro de una dieta saludable.

A muchas personas les cuesta comer este tipo de alimentos y no llegan a consumir la cantidad de porciones diarias necesarias. En esos casos, los jugos son una buena opción para añadir un mayor número de frutas y verduras y agregar nuevas variedades que de otro modo no se consumirían.

-¿Las dietas en las que se consumen solo jugos naturales hacen que se baje más rápido de peso?

Estas dietas sin alimentos sólidos pueden hacer que las personas bajen de peso en los primeros días, porque se consumen menos calorías de lo que se haría normalmente. Sin embargo, lo que se pierde es masa muscular y agua, y esos kilos luego se recuperan otra vez con rapidez.

Ese sube y baja puede ser perjudicial para la salud y no es sostenible en el tiempo. Los jugos no poseen la cantidad de grasas, proteínas y micronutrientes esenciales que necesita el organismo y estas dietas generan un déficit que puede ser muy grave. Entre otros efectos puede causar insomnio, ansiedad, dolor de cabeza, cansancio, una disminución del rendimiento físico e intelectual y una mayor propensión a sufrir otras enfermedades. Por ello, antes de iniciar cualquier dieta este tipo por cuenta propia es necesario consultar a un médico especialista.

-¿Los jugos naturales ayudan a depurar y desintoxicar el organismo?

Ningún alimento se encarga de eliminar las sustancias de desecho del cuerpo. Esa es una función exclusiva del hígado y los riñones, y no hay evidencia científica que confirme que el consumo de jugos participe en la oxidación de la grasa corporal.

-¿Entonces tomar jugos es malo para el organismo?

Ningún alimento es bueno o malo por sí solo. Todo depende de la forma en que se consuma. Los jugos ayudan a hidratar y disminuir la retención de líquidos y aportan minerales y vitaminas, pero en su preparación se pierden muchas fibras y nutrientes y se aumentan las calorías consumidas. Por ello lo ideal es ingerirlos de forma moderada y dentro de una dieta equilibrada y saludable. En general lo recomendado es no superar los 250 ml por día.

Comer las frutas enteras ofrece una mejor nutrición al aportar más fibras y una mayor sensación de saciedad.

-¿Qué jugos se recomiendan para las personas que quieren bajar de peso?

Entre los más utilizados para estos fines se encuentran el jugo de manzana y zanahoria, el jugo de repollo, limón y pepino, el jugo de tomate, el jugo de piña, apio y pepino, y el jugo de pomelo con extracto de naranja, que aportan nutrientes esenciales, son digestivos y bajos en calorías y contenido graso.

-¿Cómo se prepara el jugo de manzana y zanahoria?

Esta bebida lleva 2 zanahorias, 1 manzana verde, un puñado de hojas de espinaca y el jugo de un limón. Para elaborarlo primero hay que lavar bien las verduras y la fruta, pelar las zanahorias y cortarlas en trozos pequeños. A continuación hay que quitar las semillas de la manzana y colocar todos los ingredientes en una licuadora. Se bate hasta obtener una mezcla homogénea y, si es necesario, se agrega un poco de agua. Lo ideal es beber un vaso en ayunas todas las mañanas durante una semana.

-¿Y el jugo de repollo, limón y pepino?

Este se hace con 1 hoja de repollo, medio pepino sin cáscara, 1 manzana roja, el jugo de un limón y 100 ml de agua de coco. Todos los ingredientes se colocan en la licuadora para su mezcla, luego se cola y listo.

-¿Qué necesito para elaborar un jugo de tomate?

Esta bebida se prepara con 400 g de tomates, el jugo de un limón y 100 ml de agua. El tomate se lava y se corta en trozos pequeños, se licúa con el resto de los ingredientes y se bebe bien frío.

-¿Y el jugo de piña, apio y pepino?

Este lleva 3 rebanadas de piña, 1 rama de apio, 1 pepino y 100 ml de agua. Para prepararlo solo basta colocar todos los ingredientes en la licuadora y mezclar bien hasta que quede todo pulverizado.

-¿El jugo de pomelo ayuda a bajar de peso?

Algunas investigaciones mostraron que el consumo de pomelo con extracto de naranja dulce y naranja sanguina durante 3 meses antes de las comidas ayuda a disminuir la grasa corporal de las personas con sobrepeso. Sin embargo los resultados no fueron concluyentes y se necesita más investigación al respecto.

-Por último, ¿qué le recomendaría a una persona que sufre obesidad?

Lo primero que le diría es que la obesidad es la segunda causa de muerte evitable derivada de hábitos personales, superada sólo por el tabaquismo. Por ello le aconsejaría que se trate con especialistas y que no desista si tuvo malas experiencias anteriores.

También buscaría que entienda que los cambios de hábito deben ser a largo plazo, ya que en la mayoría de los casos, cuando el tratamiento se abandona, el peso se recupera. Esta es una enfermedad de la que hay que cuidarse de por vida.

Parte 3. Remedios naturales que ayudan a bajar de peso de forma rápida

El origen y la razón de la obesidad se deben a múltiples factores. Es importante entender que la misma no es consecuencia solamente de que la persona come mucho y no tiene fuerza de voluntad para adelgazar. Existen también componentes sociales, culturales, económicos y hereditarios que influyen en su diagnóstico y su curso. Por ejemplo, los factores genéticos intervienen en el 40-75 % de sus causas. Además, otros aspectos que se deben tener en cuenta son la edad del paciente, el sedentarismo, la menopausia, los tratamientos farmacológicos, el estrés, los problemas de sueño y las enfermedades neurológicas, endócrinas y psiquiátricas.

Junto con el tratamiento tradicional, el uso de remedios naturales y plantas medicinales podría ayudar a los obesos a bajar de peso. Para conocer más sobre este tema consultamos al Dr. Mario Vega Carbó, especialista en endocrinología, nutrición y medicina familiar, quién en la actualidad se desempeña en el Centro Médico Santa Fe y en el Consultorio Vega & Vado.

-Doctor, ¿qué son los remedios naturales y cómo intervienen en el tratamiento de la obesidad?

Los remedios naturales son hierbas o plantas medicinales que se utilizan para prevenir o curar distintos tipos de enfermedades. En este caso su uso podría ayudar a los pacientes a perder peso con mayor facilidad.

Sin embargo, hay que recordar que estas sustancias no están reguladas como los fármacos tradicionales y no precisan someterse a pruebas estrictas para colocarse a la venta. Por ello es importante ser muy cuidadosos a la hora de utilizarlas, ya que el hecho de que sean naturales o que se hayan empleado durante años de forma popular no quiere decir que sean seguras.

-¿Qué hierbas o plantas naturales se recomiendan para bajar de peso?

Entre las más utilizadas para estos fines se encuentran el aceite de coco, el café verde, la cetona de frambuesa, la gimnema, el mangostán y la flor de Jamaica.

-¿Para qué se usa el aceite de coco?

Este aceite se emplea para tratar la psoriasis y la obesidad. Algunas investigaciones mostraron que su ingesta es más eficiente para bajar de peso que el aceite de soja o de chía y puede reducir el contorno de la cintura en personas con una gran cantidad de grasa en esta parte del cuerpo. Sin embargo aún se necesita más evidencia científica para confirmar sus resultados.

Su uso en general es seguro, aunque puede aumentar los niveles de colesterol, por lo que estos pacientes deben evitar su consumo en exceso.

-¿Y el café verde?

Esta sustancia hace referencia a los granos del café sin tostar, que poseen un mayor nivel de ácido clorogénico. Su ingesta durante entre 2 y 3 meses parece reducir de forma leve el peso las personas con obesidad, al influir en la manera en que el organismo maneja el metabolismo y el azúcar en la sangre.

Se han empleado dosis de hasta 480 mg por día durante un máximo de 3 meses de forma segura. No obstante, si bien el café verde tiene menos cafeína que el común, con su consumo pueden aparecer efectos secundarios como el insomnio, el nerviosismo y el malestar estomacal, además de provocar interacciones con otros medicamentos.

-¿Qué es la cetona de frambuesa?

Es un compuesto químico de las frambuesas rojas, que también aparece en el kiwi, los duraznos, las manzanas, las uvas y la corteza de algunos árboles. Se lo utiliza para combatir la obesidad y la calvicie y como fragancia de productos cosméticos.

Algunos estudios sugieren que su consumo combinado con vitamina C y otros compuestos ayudan a disminuir el peso y la grasa corporal. Sin embargo, aún se necesita más evidencia sobre su efectividad y seguridad.

-¿Y la gimnema?

Esta planta crece en los continentes asiáticos y africanos y sus hojas se usan para tratar la diabetes y la obesidad. Si bien la evidencia no es determinante, hay indicios de que su consumo durante 3 meses ayuda a reducir el peso y el índice de masa corporal de algunas personas con sobrepeso.

Una forma fácil de consumirla es hirviendo 20 gramos de sus hojas en 250 ml de agua. Su empleo en general es seguro, aunque puede disminuir los niveles de azúcar en la sangre, por lo que los pacientes con diabetes deben usarla con precaución y control médico.

-¿Para qué sirve el mangostán?

Esa planta se utiliza para tratar la obesidad, las infecciones en las encías, los problemas estomacales y las dolencias de la piel. Su consumo junto con *meratrimparece* ayudar a bajar de peso.

La dosis empleada es de 400 mg al día, durante entre 2 y 4 meses. Como efecto secundario puede causar náuseas, estreñimiento, dolor abdominal y vómitos.

-¿Y la flor de Jamaica?

También conocida como hibisco, esta planta se utiliza para tratar la presión y el colesterol alto, además de la obesidad. Sus ácidos funcionan como laxante, diurético y antioxidante, y se cree que podrían ayudar en el control del metabolismo del páncreas y la liberación de insulina, aunque aún no hay evidencia suficiente para corroborar su eficacia. En general se consume como té, dejando hervir en agua por 15 minutos.

-¿Es cierto que el vinagre de manzana ayuda a bajar de peso?

De momento no hay pruebas que indiquen que su consumo ayuda a perder peso. Además se trata de una sustancia muy ácida que puede irritar la garganta cuando se bebe en grandes cantidades y que también puede generar interacciones con otros medicamentos.

-¿Y la efedra?

Esta hierba se empleó tiempo atrás para perder peso, pero se dejó de utilizar ya que produce efectos secundarios graves como hipertensión, frecuencia cardíaca irregular, convulsiones y accidente cerebrovascular, entre otros.

-¿Son realmente efectivos estos productos?

Hay indicios de que los compuestos naturales mencionados pueden ayudar dentro de un tratamiento global contra la obesidad. Sin embargo, en la mayoría de los casos los fabricantes de estos suplementos no realizan ensayos clínicos para comprobar su eficacia, por lo que hay poca evidencia científica que la respalde. Por ello siempre es importante siempre consultar a un médico especialista antes de comenzar a tomar cualquier producto.

La mejor forma para perder peso es a través de una dieta saludable y la práctica de ejercicio físico de manera regular.

-¿Dónde se consiguen estos remedios naturales?

Estos remedios se venden en supermercados, tiendas de alimentos naturales y dietéticas, y de forma online a través de internet.

-¿Quiénes no deberían tomar estos remedios naturales?

Su uso no se recomienda en ancianos, niños, embarazadas, lactantes y en pacientes que van a pasar por una cirugía. Además, en caso de tomar algún tipo de medicación, hay que consultar al médico ya que muchos de estos remedios naturales pueden causar interacciones con otros fármacos.

-Por último, ¿el uso de laxantes y diuréticos ayuda a bajar de peso?

No. Los diuréticos promueven la producción de orina y los laxantes aumentan las heces por medio de la distribución del agua hacia el intestino. En ambos casos hay pérdida de líquidos y no de masa corporal. Además esto puede causar deshidratación y otros inconvenientes.

EPÍLOGO

La obesidad no es un estado natural en ninguna especie, y si es el producto de malos hábitos, una alimentación inadecuada, y en algunos casos, también se da por medicamentos y predisposición genética. Muchas personas lograron superar el sobrepeso y la obesidad, hoy afirman sentirse mucho mejor, pues llevan una vida más activa, se alimentan de manera adecuada, sin necesidad de privarse de un postre, saludable, de manera ocasional.

Si nunca ante has realizado algún deporte, es una excelente idea comenzar por darte una oportunidad, prueba con alguna actividad que realmente te guste, hay muchas alternativas y una de ellas puede gustarte lo suficiente para incluirla en tu rutina diaria.

Los grandes cambios van acompañados de una mudanza de mentalidad o de perspectiva, incluso de un cambio de identidad, por lo que muchas personas que inician un plan para adelgazar comienzan a mirar en su interior y descubren que hay aspectos mejorables o que las cosas no eran como ellos pensaban.

Figura soñada vs figura saludable

Uno de los cambios de perspectivas más importante que debemos dar para bajar de peso de manera saludable es aceptar que la "figura ideal" que vemos en televisión es fabricada, poco realista y forma parte de un efecto visual que cumple con un objetivo: vender.

En la vida real las medidas de un cuerpo femenino son distintas a las medidas que se muestran en los concursos de belleza, modelos, y productos cosméticos. En el caso de los hombres, no todos tienen la misma musculatura a pesar de realizar la misma rutina de entrenamiento.

En lugar de concentrarte en la figura que crees que te hará lucir atractivo, piensa en la figura que te permitirá mantenerte saludable y hacer aquello que deseas, por ejemplo, bailar con soltura, aprender a escalar montañas, bucear, montar a caballo, jugar con tus hijos en el parque, patinar.

Tu cuerpo es un instrumento para que puedas vivir y desenvolverte en el planeta, no una máquina que obedece a los estándares que la mente humana ha fijado como "atractivo". Si quieres una vida más saludable comienza por cuidarte y por pensar en el bienestar en lugar de la apariencia.

Constancia, perseverancia y paciencia son claves para el éxito. Esperamos que este ebook haya sido de ayuda para comenzar a dar esos primeros pasos en el camino a perder peso y grasa de manera sana y mejorar tu vida en todos los aspectos.

REFERENCIAS BIBLIOGRAFICAS

Referencias de la sección 1

(1) Katherine M Flegal, Deanna Kruszon-Moran, Margaret D Carroll, Cheryl D Fryar, Cynthia L Ogden (2016) Trends in Obesity Among Adults in the United States, 2005 to 2014. JAMA. 2016 Jun 7;315(21):2284-91. doi: 10.1001/jama.2016.6458.

(2) Yongin Cho, Namki Hong, Kyung-Won Kim, Sung Joon Cho, Minyoung Lee, Yeon-Hee Lee, Yong-Ho Lee, Eun Seok Kang, Bong-Soo Cha, Byung-Wan Lee (2019) The Effectiveness of Intermittent Fasting to Reduce Body Mass Index and Glucose Metabolism: A Systematic Review and Meta-Analysis J Clin Med. 2019 Oct 9;8(10):1645. doi: 10.3390/jcm8101645.

(3) Aksungar F.B, Topkaya A.E, AkyildizM.c (2007)Interleukin-6, C-Reactive Protein and Biochemical Parameters during Prolonged Intermittent Fasting. Ann NutrMetab2007;51:88–95https://doi.org/10.1159/000100954

(4) Victoria Luna López, José Antonio López Medina, Mercedes Vázquez Gutiérrez y M.A. Luisa Fernández Soto (2014) Hidratos de carbono: actualización de su papel en la diabetes mellitus y la enfermedad metabólica. Nutr. Hosp.

vol.30 no.5 Madrid nov. 2014.
https://dx.doi.org/10.3305/nh.2014.30.5.7475

(5) Susanne M. Henning, Jieping Yang, Mark Hsu, Ru-Po Lee, Emma M. Grojean, Austin Ly, Chi-Hong Tseng, David Heber & Zhaoping Li (2018) Decaffeinated green and black tea polyphenols decrease weight gain and alter microbiome populations and function in diet-induced obese mice. European Journal of Nutrition volume 57, pages2759–2769(2018)

(6) FLACK, KYLE D.; HAYS, HARRY M.; MORELAND, JACK; LONG, DOUGLAS E. (2020) Exercise for Weight Loss: Further Evaluating Energy Compensation with Exercise. Medicine & Science in Sports & Exercise: November 2020 - Volume 52 - Issue 11 - p 2466-2475 doi: 10.1249/MSS.0000000000002376

Referencias de la sección 2

1. Vander Wal, J. S., Marth, J. M., Khosla, P., Jen, K. L., &Dhurandhar, N. V. (2005). Short-term effect of eggs on satiety in overweight and obese subjects. Journal of the American College of Nutrition, 24(6), 510–515.
https://doi.org/10.1080/07315724.2005.10719497
2. Vander Wal, J. S., Gupta, A., Khosla, P., &Dhurandhar, N. V. (2008). Egg breakfast enhances weight loss. International journal of obesity (2005),

32(10), 1545–1551. https://doi.org/10.1038/ijo.2008.130
3. Johnston, C. S., Day, C. S., & Swan, P. D. (2002). Postprandial thermogenesis is increased 100% on a high-protein, low-fat diet versus a high-carbohydrate, low-fat diet in healthy, young women. Journal of the American College of Nutrition, 21(1), 55–61. https://doi.org/10.1080/07315724.2002.10719194
4. Leidy, H. J., Tang, M., Armstrong, C. L., Martin, C. B., & Campbell, W. W. (2011). The effects of consuming frequent, higher protein meals on appetite and satiety during weight loss in overweight/obese men. Obesity (Silver Spring, Md.), 19(4), 818–824. https://doi.org/10.1038/oby.2010.203
5. Anderson, J. W., Baird, P., Davis, R. H., Jr, Ferreri, S., Knudtson, M., Koraym, A., Waters, V., & Williams, C. L. (2009). Health benefits of dietary fiber. Nutrition reviews, 67(4), 188–205. https://doi.org/10.1111/j.1753-4887.2009.00189.x
6. Stelmach-Mardas, M., Rodacki, T., Dobrowolska-Iwanek, J., Brzozowska, A., Walkowiak, J., Wojtanowska-Krosniak, A., Zagrodzki, P., Bechthold, A., Mardas, M., & Boeing, H. (2016). Link between Food Energy Density and Body Weight Changes in Obese Adults. Nutrients, 8(4), 229. https://doi.org/10.3390/nu8040229
7. Kondo, T., Kishi, M., Fushimi, T., Ugajin, S., &Kaga, T. (2009). Vinegar intake reduces body weight, body fat mass, and serum triglyceride levels in obese Japanese subjects. Bioscience,

biotechnology, and biochemistry, 73(8), 1837–1843. https://doi.org/10.1271/bbb.90231
8. Li, Z., Song, R., Nguyen, C., Zerlin, A., Karp, H., Naowamondhol, K., Thames, G., Gao, K., Li, L., Tseng, C. H., Henning, S. M., & Heber, D. (2010). Pistachio nuts reduce triglycerides and body weight by comparison to refined carbohydrate snack in obese subjects on a 12-week weight loss program. Journal of the American College of Nutrition, 29(3), 198–203. https://doi.org/10.1080/07315724.2010.10719834
9. Honselman, C. S., Painter, J. E., Kennedy-Hagan, K. J., Halvorson, A., Rhodes, K., Brooks, T. L., &Skwir, K. (2011). In-shell pistachio nuts reduce caloric intake compared to shelled nuts. Appetite, 57(2), 414–417. https://doi.org/10.1016/j.appet.2011.02.022
10. Bes-Rastrollo, M., Sabaté, J., Gómez-Gracia, E., Alonso, A., Martínez, J. A., & Martínez-González, M. A. (2007). Nut consumption and weight gain in a Mediterranean cohort: The SUN study. Obesity (Silver Spring, Md.), 15(1), 107–116. https://doi.org/10.1038/oby.2007.507
11. Du, S., Jin, J., Fang, W., & Su, Q. (2015). Does Fish Oil Have an Anti-Obesity Effect in Overweight/Obese Adults? A Meta-Analysis of Randomized Controlled Trials. PloS one, 10(11), e0142652. https://doi.org/10.1371/journal.pone.0142652
12. Conceição de Oliveira, M., Sichieri, R., &Sanchez Moura, A. (2003). Weight loss associated with a daily intake of three apples or three pears among

overweight women. Nutrition (Burbank, Los Angeles County, Calif.), 19(3), 253–256. https://doi.org/10.1016/s0899-9007(02)00850-x
13. Najafian, J., Abdar-Esfahani, M., Arab-Momeni, M., &Akhavan-Tabib, A. (2014). Safety of herbal medicine in treatment of weight loss. ARYA atherosclerosis, 10(1), 55–58.
14. Thappa, D. M., & Dogra, J. (1994). Nodulocystic acne: oral gugulipid versus tetracycline. The Journal of dermatology, 21(10), 729–731. https://doi.org/10.1111/j.1346-8138.1994.tb03277.x
15. Togni, S., Maramaldi, G., Bonetta, A., Giacomelli, L., & Di Pierro, F. (2015). Clinical evaluation of safety and efficacy of Boswellia-based cream for prevention of adjuvant radiotherapy skin damage in mammary carcinoma: a randomized placebo controlled trial. European review for medical and pharmacological sciences, 19(8), 1338–1344.
16. Yang, J. Y., Della-Fera, M. A., & Baile, C. A. (2008). Guggulsterone inhibits adipocyte differentiation and induces apoptosis in 3T3-L1 cells. Obesity (Silver Spring, Md.), 16(1), 16–22. https://doi.org/10.1038/oby.2007.24
17. Bhatt, A. D., Dalal, D. G., Shah, S. J., Joshi, B. A., Gajjar, M. N., Vaidya, R. A., Vaidya, A. B., & Antarkar, D. S. (1995). Conceptual and methodologic challenges of assessing the short-term efficacy of Guggulu in obesity: data emergent from a naturalistic clinical trial. Journal of postgraduate medicine, 41(1), 5–7.
18. Alkhatib A. (2014). Yerba Maté (IllexParaguariensis) ingestion augments fat

oxidation and energy expenditure during exercise at various submaximal intensities. Nutrition & metabolism, 11, 42. https://doi.org/10.1186/1743-7075-11-42

19. Godard MP, Johnson BA, Richmond SR. Body Composition and Hormonal Adaptations Associated with Forskolin Consumption in Overweight and Obese Men. Obesity Research. agosto de 2005;13(8):1335-43.

20. Astell, K. J., Mathai, M. L., &Su, X. Q. (2013). Plant extracts with appetite suppressing properties for body weight control: a systematic review of double blind randomized controlled clinical trials. Complementary therapies in medicine, 21(4), 407–416. https://doi.org/10.1016/j.ctim.2013.05.007

21. Griggs, J. L., Su, X. Q., & Mathai, M. L. (2015). Caralluma Fimbriata Supplementation Improves the Appetite Behavior of Children and Adolescents with Prader-Willi Syndrome. North American journal of medical sciences, 7(11), 509–516. https://doi.org/10.4103/1947-2714.170611

22. Hayamizu, K., Ishii, Y., Kaneko, I., Shen, M., Okuhara, Y., Shigematsu, N., Tomi, H., Furuse, M., Yoshino, G., & Shimasaki, H. (2003). Effects of garcinia cambogia (Hydroxycitric Acid) on visceral fat accumulation: a double-blind, randomized, placebo-controlled trial. Current therapeutic research, clinical and experimental, 64(8), 551–567. https://doi.org/10.1016/j.curtheres.2003.08.006

23. Roongpisuthipong, C., Kantawan, R., & Roongpisuthipong, W. (2007). Reduction of adipose tissue and body weight: effect of water soluble

calcium hydroxycitrate in Garcinia atroviridis on the short term treatment of obese women in Thailand. Asia Pacific journal of clinical nutrition, 16(1), 25–29.

24. Preuss, H. G., Garis, R. I., Bramble, J. D., Bagchi, D., Bagchi, M., Rao, C. V., & Satyanarayana, S. (2005). Efficacy of a novel calcium/potassium salt of (-)-hydroxycitric acid in weight control. International journal of clinical pharmacology research, 25(3), 133–144.

25. Dulloo, A. G., Geissler, C. A., Horton, T., Collins, A., & Miller, D. S. (1989). Normal caffeine consumption: influence on thermogenesis and daily energy expenditure in lean and postobese human volunteers. The American journal of clinical nutrition, 49(1), 44–50. https://doi.org/10.1093/ajcn/49.1.44

26. Yoshida, T., Sakane, N., Umekawa, T., & Kondo, M. (1994). Relationship between basal metabolic rate, thermogenic response to caffeine, and body weight loss following combined low calorie and exercise treatment in obese women. International journal of obesity and related metabolic disorders: journal of the International Association for the Study of Obesity, 18(5), 345–350.

27. Harpaz, E., Tamir, S., Weinstein, A., & Weinstein, Y. (2017). The effect of caffeine on energy balance. Journal of basic and clinical physiology and pharmacology, 28(1), 1–10. https://doi.org/10.1515/jbcpp-2016-0090

28. Birketvedt, G. S., Shimshi, M., Erling, T., & Florholmen, J. (2005). Experiences with three

different fiber supplements in weight reduction. Medical science monitor: international medical journal of experimental and clinical research, 11(1), PI5–PI8.
29. Sood, N., Baker, W. L., & Coleman, C. I. (2008). Effect of glucomannan on plasma lipid and glucose concentrations, body weight, and blood pressure: systematic review and meta-analysis. The American journal of clinical nutrition, 88(4), 1167–1175. https://doi.org/10.1093/ajcn/88.4.1167
30. Watras, A. C., Buchholz, A. C., Close, R. N., Zhang, Z., & Schoeller, D. A. (2007). The role of conjugated linoleic acid in reducing body fat and preventing holiday weight gain. International journal of obesity (2005), 31(3), 481–487. https://doi.org/10.1038/sj.ijo.0803437
31. Blankson, H., Stakkestad, J. A., Fagertun, H., Thom, E., Wadstein, J., & Gudmundsen, O. (2000). Conjugated linoleic acid reduces body fat mass in overweight and obese humans. The Journal of nutrition, 130(12), 2943–2948. https://doi.org/10.1093/jn/130.12.2943
32. Stohs, S. J., Preuss, H. G., Keith, S. C., Keith, P. L., Miller, H., &Kaats, G. R. (2011). Effects of p-synephrine alone and in combination with selected bioflavonoids on resting metabolism, blood pressure, heart rate and self-reported mood changes. International journal of medical sciences, 8(4), 295–301. https://doi.org/10.7150/ijms.8.295
33. Greer, S. M., Goldstein, A. N., & Walker, M. P. (2013). The impact of sleep deprivation on food

desire in the human brain. Nature communications, 4, 2259. https://doi.org/10.1038/ncomms3259
34. Hong, H. R., Jeong, J. O., Kong, J. Y., Lee, S. H., Yang, S. H., Ha, C. D., & Kang, H. S. (2014). Effect of walking exercise on abdominal fat, insulin resistance and serum cytokines in obese women. Journal of exercise nutrition & biochemistry, 18(3), 277–285. https://doi.org/10.5717/jenb.2014.18.3.277
35. Jakicic, J. M., Winters, C., Lang, W., & Wing, R. R. (1999). Effects of intermittent exercise and use of home exercise equipment on adherence, weight loss, and fitness in overweight women: a randomized trial. JAMA, 282(16), 1554–1560. https://doi.org/10.1001/jama.282.16.1554
36. Ohkawara, K., Tanaka, S., Miyachi, M., Ishikawa-Takata, K., & Tabata, I. (2007). A dose-response relation between aerobic exercise and visceral fat reduction: systematic review of clinical trials. International journal of obesity (2005), 31(12), 1786–1797. https://doi.org/10.1038/sj.ijo.0803683
37. Ismail, I., Keating, S. E., Baker, M. K., & Johnson, N. A. (2012). A systematic review and meta-analysis of the effect of aerobic vs. resistance exercise training on visceral fat. Obesity reviews : an official journal of the International Association for the Study of Obesity, 13(1), 68–91. https://doi.org/10.1111/j.1467-789X.2011.00931.x
38. Irving, B. A., Davis, C. K., Brock, D. W., Weltman, J. Y., Swift, D., Barrett, E. J., Gaesser, G. A., &Weltman, A. (2008). Effect of exercise training intensity on abdominal visceral fat and body composition. Medicine and science in sports and

exercise, 40(11), 1863–1872. https://doi.org/10.1249/MSS.0b013e3181801d40
39. Oja, P., Titze, S., Bauman, A., de Geus, B., Krenn, P., Reger-Nash, B., &Kohlberger, T. (2011). Health benefits of cycling: a systematic review. Scandinavian journal of medicine & science in sports, 21(4), 496–509. https://doi.org/10.1111/j.1600-0838.2011.01299.x
40. Gillen, J. B., &Gibala, M. J. (2014). Is high-intensity interval training a time-efficient exercise strategy to improve health and fitness?. Applied physiology, nutrition, and metabolism = Physiologieappliquee, nutrition et metabolisme, 39(3), 409–412. https://doi.org/10.1139/apnm-2013-0187
41. Vissers, D., Hens, W., Taeymans, J., Baeyens, J. P., Poortmans, J., & Van Gaal, L. (2013). The effect of exercise on visceral adipose tissue in overweight adults: a systematic review and meta-analysis. PloS one, 8(2), e56415. https://doi.org/10.1371/journal.pone.0056415
42. Schuenke, M. D., Mikat, R. P., & McBride, J. M. (2002). Effect of an acute period of resistance exercise on excess post-exercise oxygen consumption: implications for body mass management. European journal of applied physiology, 86(5), 411–417. https://doi.org/10.1007/s00421-001-0568-y
43. Aristizabal, J. C., Freidenreich, D. J., Volk, B. M., Kupchak, B. R., Saenz, C., Maresh, C. M., Kraemer, W. J., &Volek, J. S. (2015). Effect of resistance training on resting metabolic rate and its estimation

by a dual-energy X-ray absorptiometry metabolic map. European journal of clinical nutrition, 69(7), 831–836. https://doi.org/10.1038/ejcn.2014.216

Copyright © 2022 Mario Vega Carbó

Todos los derechos reservados

Sobre el autor

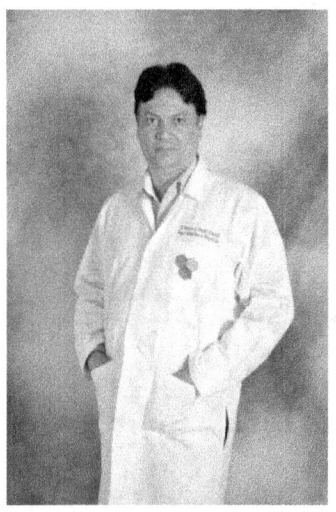

Dr. Mario Vega Carbó

Médico- Endocrinólogo

- ✓ Médico cubano graduado en 1994.
- ✓ Especialista en Endocrinología y Medicina Familiar.
- ✓ Máster en Longevidad y Ultrasonografía.
- ✓ Profesor de Fisiopatología Médica.
- ✓ Amante de hacer el bien, la familia y la naturaleza.

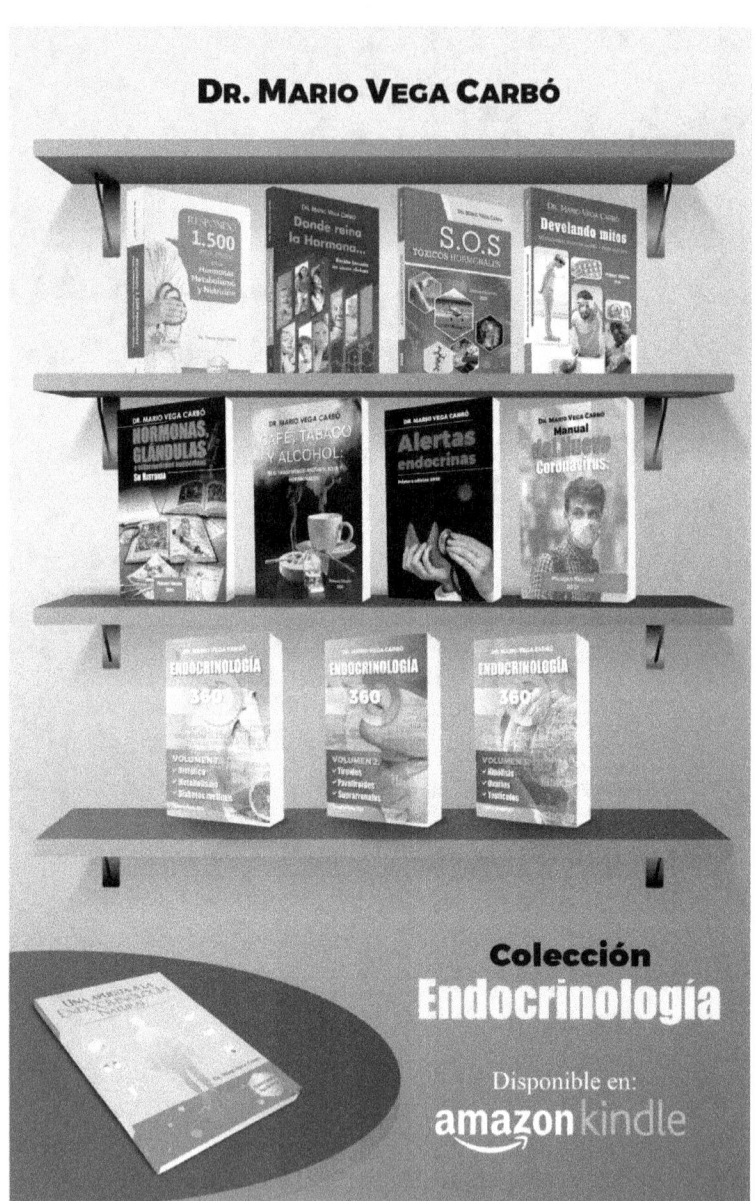

MEDICINA SALUDABLE 2022:

V. Obesidad y Sobrepeso

La serie de ***Medicina Saludable 2022*** contiene una colección innovadora de textos con tres secciones: *Básico, Avanzado y Experto*. En cada título el autor, **Dr. Mario Vega Carbó,** recomienda alimentos, recetas, suplementos, rutinas de ejercicio, plantas medicinales y consejos para tratar de manera natural los problemas metabólicos y hormonales más comunes.

Otros libros de esta colección:

Medicina Saludable 2022:

- ✓ I. Colesterol y triglicéridos.
- ✓ II. Hígado graso.
- ✓ III. Hipertensión arterial.
- ✓ IV. Diabetes mellitus.
- ✓ **V. Obesidad y sobrepeso.**
- ✓ VI. Hipotiroidismo primario.
- ✓ VII. Tiroiditis de Hashimoto.
- ✓ VIII. Hipertiroidismo primario.
- ✓ IX. Osteopenia y osteoporosis.
- ✓ X. Cálculos renales.
- ✓ XI. Trastornos menstruales.
- ✓ XII. Ovarios poliquísticos.
- ✓ XIII. Fertilidad e infertilidad.
- ✓ XIV. Climaterio y menopausia.
- ✓ XV. Testosterona baja.

Otros Libros de Endocrinología

Disponible enlace en Amazon KDP: https://lnkd.in/eEMs5bJ

1. Una apuesta a la endocrinología natural.
http://rxe.me/GHRJ29
2. Respondo 1.500 preguntas sobre: Hormonas, metabolismo y nutrición.
http://rxe.me/BFCB11
3. Donde reina hormona...ficción basada en casos clínicos.
http://rxe.me/FY8PW1
4. S.O.S Tóxicos hormonales.
http://rxe.me/NB39TH
5. Develando mitos: Metabolismo, Endocrinología y Reproducción.
http://rxe.me/X54X2L
6. Hormonas, glándulas y enfermedades endocrinas. Su historia.
http://rxe.me/WH5B9S
7. Café, tabaco y alcohol : Sus trastornos metabólicos y hormonales.
http://rxe.me/X94J9Q
8. Alertas endocrinas.
http://rxe.me/PW28RS
9. Endocrinología 360: Volumen 1. Dietética, Metabolismo y Diabetes mellitus.
http://rxe.me/F6P81P
10. Endocrinología 360: Volumen 2. Tiroides, Paratiroides y Suprarrenales.
http://rxe.me/MNMXH6
11. Endocrinología 360: Volumen 3. Hipófisis, Ovarios y Testículos.
http://rxe.me/MY2R2F
12. Manual del nuevo coronavirus
https://www.amazon.com/gp/product/B08WK2HCK7/

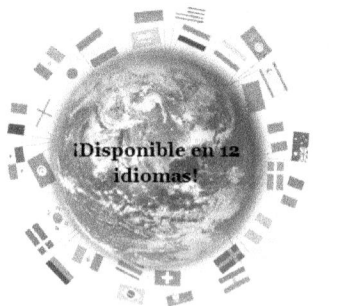

¡Disponible en 12 idiomas!

Español
Inglés
Portugués
Francés
Italiano
Holandés
Alemán
Ruso
Japonés
Mandarín
Hindi
Árabe

Formatos: eBook Kindle, Tapa Blanda y Audiolibros.
Disponible en: Amazon, Market Place de Facebook y Sitio web.

Presencia online

 drvegaendocrino.com

 Dr. Mario Vega Endocrino

 @drvegaendocrino

 @drmariovegaendocrinologo

SINOPSIS

A nivel mundial la obesidad y el sobrepeso se convierten en uno de los problemas de salud más comunes.

Más allá de representar una simple consideración estética, hoy en día la obesidad es considerada como una enfermedad, muchas veces crónica, capaz de traer severas complicaciones para la salud y el estilo de vida.

En este libro, el Dr. Mario Vega Carbó, médico endocrinólogo, con más de 20 años de experiencia clínica, presenta herramientas en tres niveles (principiante, avanzado, experto) para comenzar a perder peso y grasa de manera saludable y rápida, con resultados evidentes desde la primera semana.

Lejos de ser dietas restrictivas y difíciles de seguir a largo plazo, en este libro encontraras fundamentos teóricos para entender por qué debes combatir la obesidad, así como recursos para perder peso, basados en planes dietéticos naturales, suplementos y remedios obtenidos a través de las plantas y ejercicios físicos recomendados para tal fin.

Aprovecha esta valiosa adquisición y conoce la serie *Medicina Saludable 2022* en su quinto libro *Obesidad y Sobrepeso* para mejorar tu salud y estética.